叩问疾病解密健康科普丛书

河南省医学会组织编写

丛书主编 刘章锁 王 伟

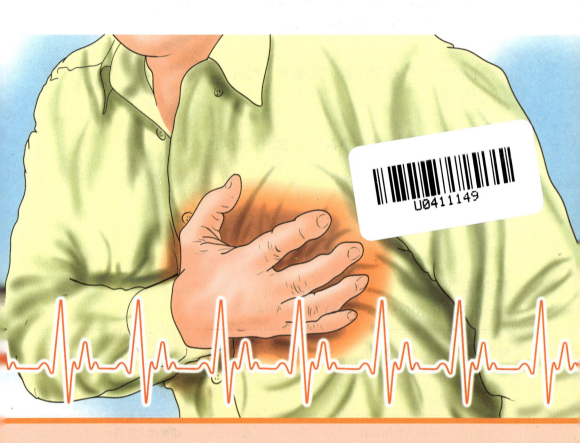

医生和您说说"心"里话

本册主编 董建增

郑州大学出版社

图书在版编目(CIP)数据

医生和您说说"心"里话 / 董建增主编. — 郑州:郑州大学出版社,2021.11
(2023.7重印)
(叩问疾病　解密健康科普丛书 / 刘章锁,王伟主编)
ISBN 978-7-5645-7879-4

Ⅰ.①医… Ⅱ.①董… Ⅲ.①心脏血管疾病-诊疗
Ⅳ.① R54

中国版本图书馆 CIP 数据核字(2021)第 091540 号

医生和您说说"心"里话
YISHENG HE NIN SHUOSHUO XINLIHUA

策划编辑	韩　晔　李龙传	封面设计	苏永生
责任编辑	陈文静　吕笑娟	版式设计	叶　紫
责任校对	张彦勤	责任监制	李瑞卿

出版发行	郑州大学出版社	地　　址	郑州市大学路40号(450052)
出 版 人	孙保营	网　　址	http://www.zzup.cn
经　　销	全国新华书店	发行电话	0371-66966070
印　　刷	永清县晔盛亚胶印有限公司		
开　　本	710 mm × 1 010 mm　1 / 16		
印　　张	13.25	字　　数	240千字
版　　次	2021年11月第1版	印　　次	2023年7月第2次印刷
书　　号	ISBN 978-7-5645-7879-4	定　　价	49.00元

本书如有印装质量问题,请与本社联系调换。

编写委员会

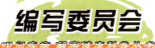

名誉主编　阚全程
主　　编　刘章锁　王　伟

编　　委（以姓氏首字笔画为序）
　　　　　于建斌　王广科　刘宏建　刘章锁
　　　　　孙同文　李修岭　谷元廷　宋永平
　　　　　张凤妍　张守民　张国俊　张祥生
　　　　　张瑞玲　陈小兵　郑鹏远　赵洛沙
　　　　　秦贵军　高　丽　郭瑞霞　黄改荣
　　　　　曹选平　董建增　滕军放

秘　　书　刘东伟　潘少康

办公室
主　　任　王　伟
副 主 任　崔长征　胡建平
牵头单位　河南省医学会
　　　　　河南省医学会医学科学
　　　　　普及分会第四届委员会

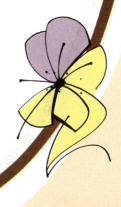

编写委员会

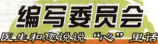

主　　审　　韩雅玲

名誉主编　　胡大一

主　　编　　董建增

副 主 编　　刘　慧　　刘新灿

编　　委　　（按姓氏笔画排序）
　　　　　　吕凤华　刘刚琼　杜优优　李志娟
　　　　　　杨东伟　杨宏辉　何瑞利

秘　　书　　刘刚琼

插　　图　　潘伯群　彭莉娜

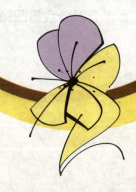

前言
医生和您谈谈"心"里话

心，作为忠诚的象征、浪漫的化身、智慧的源泉，文学作品里赋予了她太多美丽的含义、生动的描述；心脏，作为我们人体的"发动机"，虽然只有拳头那么大，却默默地为 200 倍于她的身体源源不断地输送血液，运送维持生命的能量。心脏一生泵血所做的功，大约相当于将 3 万千克重的物体托举到喜马拉雅山顶峰。然而，许多人却没有好好地善待心脏，在不良生活方式的践踏之下，心脏不堪重荷，疴疾缠绕，生命的基础逐渐被蚕食以致脆弱不堪。面对网络上的一个个"猝死""衰竭"等字眼，在担忧、疑惑、绝望、无助之下，饱受心脏疾病困扰的人们，多么渴望找个心血管医生说说"心"里话！多么渴望全面了解自己的心脏，她究竟会患哪些疾病，学会一些知识和技术判断病情的真伪，从而更好地保护自己的心脏。

作为心血管医生，每当一条条鲜活的生命得到救治时，他们成就感爆棚。然而一个个"发动机之殇"背后的故事，又让他们痛心不已！原本健康的心脏，在烟酒的蹂躏下变得满目疮痍；原本可以疗愈的疾病，却在谬误的唆使下，丧失治疗时机；原本可以让患者深深受益的新技术，任凭如何解释，患者就是不接受。面对这些，心血管医生们万般无奈，他们深切体会到：一名优秀的医生，除了会开药、会拿手术刀，还要会说、会写，善于运用科普传播方式影响和带动患者。有时候，科普的作用比药物、手术还要大！而优秀的、深入人心的科普，需要用通俗有趣的语言，给患者解释疾病的成因、诊疗手段的区别、疾病最后的结果等。既要让患者易懂，还要让患者感受到关爱，可以像拉家常一样，给患者说说"心"里话。

基于上述原因，在医生和患者的共同意愿中，我们萌生了如何把"心"里话写成书的愿望。多次的头脑风暴，付诸行动，我们定位于"通俗而科学、精准而简明"，遴选了全国三甲医院临床工作经验丰富、技术精湛、年富力强的心血管专业优秀专家作为撰稿人，他们严谨的态度与扎实的医学基础，为本书的"科学性"作保驾，保证了本书的品质。我们也给这本书起了一个温暖的名字《医生和您说说"心"里话》。

"心"里话怎样说，才能容易被听懂、被理解、被接受？同时，"心"里话，并不是将医学名词直接"翻译"成大众语言，而是要从大众角度出发，想其所想，说其欲知。由于作者都是临床工作多年的心血管医生，碰到过太多鲜活的生命故事，对他们有着太多的心灵触动，这些生动的故事能够很好地打动读者，使他们在与故事的主人公共鸣、共情的情况下，接受科普，把难以表达的科学道理说得明明白白、浅显易懂、入理入心。

"心"里话的内容有哪些？首先要杜绝杂乱无章，不能想到哪说到哪，需要有目的、有重点、有条理。我们把本书内容立足于以下几部分：一是普及健康心脏基本知识，因为身体是大家最熟悉，又是最不熟悉的，心脏更是这样，通过通俗易懂的语言，达到提高大众整体医学素养的目的。二是普及利于心脏健康的生活方式，提高预防重于治疗的意识。由于受一些伪科普的影响，大众对心脏疾病的认识有许多误区，本书用正反两方面的例子，引出科学的观念，帮助大家正确识别疾病。既引导正确认知保护心脏不延误治疗时机，又避免危言耸听增加公众心理负担。心血管医学发展迅猛，一方面一些新技术的临床应用改变了患者的生活质量和预后，但是另一面却是老百姓对自身心脏疾病和技术的一知半解。通过"心"里话的讲解，提升大家对新技术的认知，能够让最新的医学技术顺利地应用到普通老百姓身上，也是本书的写作目的。

  由于本书的作者全部来自临床一线,他们深悉心脏病患者的痛苦,心怀虔诚和敬畏来书写每一个篇章、每一个段落,字里行间饱含了医者对患者、大众的爱与关切。因此,这是一本有温度、有情怀的科普书,我们渴望通过"心"里话,帮助您主动获取和理解心脏健康信息,提升心脏健康素养,让您的心脏更健康、生活更幸福!

《医生和您说说"心"里话》编者

2021年9月

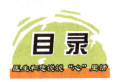

一、心脏基础篇

1. 人的心脏是如何形成的？ …………………………………… 001
2. 人们常把心脏结构比喻成小房子，心脏的结构是什么样的呢？ …………………………………………………… 002
3. 心脏在人体什么部位？外形如何？ …………………… 005
4. 为什么说心脏是人体重要器官？心脏的作用是怎样的？ ……………………………………………………………… 007
5. 心脏有规律的周期运动，是靠什么样的一套系统在工作呢？ ……………………………………………………… 007
6. 为什么我们能听到心脏跳动的声音呢？ …………… 008
7. 心脏和血管组成一个怎样的系统，使血液周而复始的运行呢？ …………………………………………………… 010
8. 什么是动脉、静脉？什么是动脉血、静脉血？有什么不同？ ……………………………………………………… 011
9. 什么是心率？正常人的心率是多少？心脏每跳动一次能泵出多少血呢？ ……………………………………… 012
10. 我们在清醒、睡眠、休息、运动等状态下，心率是不一样的，是什么东西在调节着心脏呢？ ………………… 012

11.心肌具有哪几个主要生理特性？心脏不停地跳动会不
　　会感到疲劳？ ………………………………………… 013
12.什么是心脏病？常见的心脏病有哪些？ …………… 014
13.俗话说"一把钥匙开一把锁"，有关心脏的检查有多
　　种，您了解它们的用途吗？ ………………………… 015
14.心脏病患者如何养心？ ……………………………… 018

二、冠心病

（一）冠心病简介 ………………………………………… 021
1.什么是冠状动脉？ ……………………………………… 021
2.什么是冠心病？ ………………………………………… 023
3.什么人容易得冠心病？ ………………………………… 024
（二）心绞痛 ……………………………………………… 027
1.什么是心绞痛？心绞痛都有哪些表现？ ……………… 027
2.胸痛都是心绞痛吗？ …………………………………… 029
3.心绞痛发作时怎么急救？ ……………………………… 030
4.心绞痛有什么好的治疗方法？ ………………………… 031
5.心肌缺血会引起缺血性心肌病吗？ …………………… 033
6.哪些检查方法能早期发现心绞痛呢？ ………………… 033
（三）急性心肌梗死 ……………………………………… 035
1.什么是急性心肌梗死？ ………………………………… 035
2.青年人也会得急性心肌梗死吗？ ……………………… 036
3.急性心肌梗死发作前有征兆吗？ ……………………… 037
4. 什么原因容易诱发急性心肌梗死？ …………………… 037
5.得了急性心肌梗死怎么办？ …………………………… 038
6.急性心肌梗死如何防治？ ……………………………… 040
（四）心肌桥 ……………………………………………… 041

1.什么是心肌桥？……………………………………………041
2.心肌桥有哪些症状及危害？……………………………041
3.心肌桥需要做那些检查？………………………………042
4.心肌桥怎么治疗？………………………………………043
（五）冠状动脉支架………………………………………044
1.什么是冠状动脉支架？冠状动脉支架都有哪些？……044
2.冠状动脉支架手术怎么做？……………………………045
3.放完支架会不会影响正常的生活？……………………046
4.植入支架后会不会出现不适应的情况？支架能取出来吗？……………………………………………………047
5.植入支架后还用吃药吗？………………………………048
6.植入支架后需要定期复查吗？都需要做那些检查？…048
7.植入支架后为什么心电图还会显示"心肌缺血"呢？…049
8.植入心脏支架后是否可以乘坐飞机？…………………050
9.植入支架后可以做磁共振检查吗？……………………051
10.做过支架植入后，复查都需要做冠状动脉造影检查吗？……………………………………………………051
11.冠心病患者可以有性生活吗？有哪些需要注意的地方呢？………………………………………………………052

三、心律失常篇

1.什么是窦性心律？………………………………………054
2.窦性心律失常是怎么回事？窦性心动过缓和过速需要治疗吗？……………………………………………………055
3.什么是早搏？早搏有哪些类型？………………………056
4.早搏的症状有哪些？什么原因会引起早搏？发现了早搏，需要做哪些检查？…………………………………057

5.早搏有哪些危害？早搏如何进行治疗？ ………………… 058
6.室性早搏病因检查有哪些？ ……………………………… 058
7.室性早搏如何治疗？ ……………………………………… 059
8.什么是心房颤动？ ………………………………………… 060
9.房颤病因有哪些？ ………………………………………… 061
10.房颤有哪些症状？如何诊断房颤？ …………………… 062
11. 房颤有哪些危？ ………………………………………… 062
12.房颤如何治疗？ ………………………………………… 064
13.哪些房颤患者适合进行射频消融？房颤射频消融术是如何进行的？手术前还需要进一步完善哪些检查？ … 066
14.房颤消融术后药物如何服用？术后需要注意哪些事项？房颤复发了该怎么办？ ………………………… 067
15.什么是室上性心动过速？室上性心动过速如何进行治疗？效果如何？术后需要注意哪些事项？还需要服用哪些药物？ ……………………………………………… 068
16.什么是心脏永久起搏器？ ……………………………… 070
17.心脏永久起搏器有哪些类型？心脏永久起搏器植入术是如何进行的？ ………………………………………… 071
18.起搏器术后对日常生活有哪些影响？起搏器术后需要注意哪些事项？心脏永久起搏器可以用一辈子吗？ … 071

四、心力衰竭篇

1.什么是心力衰竭？心力衰竭是怎样发生的？ ………… 074
2.心力衰竭对健康和生命的危害有多大？心力衰竭的发病率高吗？ ……………………………………………… 075
3.哪些病会引起心力衰竭？诱发心力衰竭的因素有哪些？ ………………………………………………………… 075

4. 心力衰竭典型的症状有哪些？ ………………………… 077
5. 如何早期发现心力衰竭？ …………………………… 077
6. 心力衰竭患者需要做哪些检查？ ……………………… 079
7. 如何判断心力衰竭严重程度？ ………………………… 080
8. 心力衰竭有哪些治疗措施？ …………………………… 081
9. 左心力衰竭和右心力衰竭有什么不同？ ……………… 084
10. 收缩性心力衰竭和舒张性心力衰竭有什么不同？ …… 085
11. 急性心力衰竭是怎么回事？ …………………………… 086
12. 急性心力衰竭发生的原因有哪些？诱发因素有哪些？… 087
13. 急性心力衰竭的症状有哪些？ ………………………… 087
14. 急性心力衰竭如何急救？ ……………………………… 088
15. 急性心力衰竭后续如何处理？ ………………………… 089
16. 吗啡为什么能治疗急性心力衰竭？ …………………… 089
17. 为什么心力衰竭治疗时还需要用呼吸机？ …………… 090
18. 为什么心力衰竭也需要安装起搏器？ ………………… 091
19. 为什么心力衰竭也需要透析？ ………………………… 092
20. 应用利尿剂时需要注意什么？ ………………………… 093
21. 降压药血管紧张素转换酶抑制剂/血管紧张素Ⅱ受体拮抗剂，为什么用于治疗心力衰竭？血压不高的患者会不会越用血压越低？ …………………………… 095
22. 血管紧张素受体脑啡肽酶抑制剂治疗心力衰竭有哪些优势？什么情况下应用？有哪些注意事项？ ………… 096
23. 既降压又减慢心率的β受体阻滞剂，为什么用来治疗心力衰竭？ …………………………………………… 097
24. 为什么心力衰竭患者水肿消失了还用利尿药"螺内酯"？ …………………………………………………… 098
25. 心力衰竭为什么被称为"心脏癌症"？是不是所有的心力衰竭都"治不好"？ ………………………………… 099

26.如何抓住心力衰竭治疗的最佳时机？ …………………… 100
27.心力衰竭患者一定需要住院吗？ ……………………… 101
28.顽固性心力衰竭如何治疗？ …………………………… 102
29.心力衰竭患者如何控制水的摄入？ …………………… 103
30.心力衰竭患者如何控制盐的摄入？ …………………… 105
31.心力衰竭患者饮食该如何调整？ ……………………… 106
32.焦虑、抑郁会影响心力衰竭吗？心力衰竭患者如何管理情绪？ ……………………………………………… 107
33.心力衰竭患者如何进行运动？ ………………………… 109
34.心力衰竭的患者如何进行自我管理？ ………………… 111

五、心肌病篇

1.心肌病有几类？哪些人会患心肌病？ ………………… 115
2.心肌病会遗传吗？是不是特别容易猝死？ …………… 116
3.后天获得的心肌病会猝死吗？ ………………………… 118
4.女性心肌病可以生育吗？围生期心肌病是怎么回事？ … 118
5.心肌病如何早期发现？需要做哪些检查？ …………… 119
6.心肌病如何治疗？生活上注意什么？ ………………… 120
7.心肌病有什么特效的治疗方法？ ……………………… 121

六、心肌炎篇

1.什么是急性病毒性心肌炎，为什么感冒会发展为心肌炎？ … 123
2.心肌炎是怎么确诊的？要如何治疗？ ………………… 124
3.为什么有些心肌炎会要命？什么是暴发性心肌炎？如何早期发现？如何预防？ …………………………… 124
4.暴发性心肌炎如何抢救？体外膜氧合是不是有神效？ ……………………………………………………… 126

5.心肌炎可以被治愈吗？患心肌炎之后还可以正常工作和生活吗？ ………………………………………………… 127

七、高脂血症篇

1.什么是高脂血症？高脂血症与哪些因素有关？ ………… 130
2.血脂化验单里面那么多项目，应该重点关注哪几项？哪些人需要筛查血脂呢？ ………………………………… 130
3.血脂应该控制在什么水平才合适？ ……………………… 131
4.怎样降低或预防动脉粥样硬化性心血管疾病的风险呢？ …………………………………………………………… 132
5.发现了血脂增高的患者应该如何调整饮食呢？ ………… 133
6.为什么甘油三酯高的人容易患胰腺炎？ ………………… 134
7.什么是高尿酸血症？有什么危害？ ……………………… 135

八、先天性心脏病篇

1.先天性心脏病的发病原因有哪些？ ……………………… 138
2.常见的先天性心脏病包括哪些类型？ …………………… 139
3.先天性心脏病患者都有哪些症状？如何早期识别和诊断？ ……………………………………………………………… 144
4.先天性心脏病的治疗时机，是否越早越好？ …………… 145
5.先天性心脏病的治疗方法有哪些？ ……………………… 147

九、肺动脉高压篇

1.小雅的"蓝嘴唇"到底是一种什么病？有哪些症状？ … 151
2.肺动脉高压有办法早期发现吗？ ………………………… 152
3.肺动脉高压是"心血管癌症"吗？ ……………………… 154
4.肺动脉高压的治疗方式有哪些？ ………………………… 155
5.故事开始提到的"伟哥"，是治疗肺动脉高压的特效

药物吗? ………………………………………………………… 156

十、结构性心脏病篇

1. 为什么都是"瓣膜病",却结果不同? ……………………… 159
2. 风湿性心脏病主要会影响哪些瓣膜? ……………………… 160
3. 老年性心脏瓣膜病会影响哪些瓣膜? ……………………… 162
4. 什么叫瓣膜反流? …………………………………………… 163
5. 心脏瓣膜病患者必须要做手术吗? ………………………… 166
6. 瓣膜置换和瓣膜修复、机械瓣和生物瓣的区别分别是什么? ……………………………………………………………… 167

十一、猝死篇

1. 哪些心脏疾病会引起猝死? ………………………………… 170
2. 猝死有什么先兆?怎样排查猝死? ………………………… 170
3. 猝死有什么预防的办法? …………………………………… 171
4. 猝死时如何复苏? …………………………………………… 172

十二、药物治疗篇

1. 阿司匹林该怎么吃? ………………………………………… 174
2. 冠心病急救药如何选? ……………………………………… 176
3. 他汀该如何服用? …………………………………………… 178
4. 如何安全有效地服用华法林? ……………………………… 180
5. 新型口服抗凝药是什么? …………………………………… 182
6. 常用抗心律失常药物的用法及注意事项有哪些? ………… 183
7. 如何合理使用利尿剂? ……………………………………… 186
8. 改善心力衰竭预后的药物有哪些? ………………………… 188
9. 可能引起药源性心血管疾病的药物有哪些? ……………… 191
10. 保健品能替代药物治疗吗? ………………………………… 194

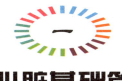

心脏基础篇

"心"的故事，从爱开始……

1. 人的心脏是如何形成的？

我们每个人都有一颗跳动的心脏，她与我们相厮相守，共度一生，我们的尘缘，从胚胎就开始了……

受精卵的产生，象征着一个小生命的开始，也意味着一颗"小心脏"要生成了。初始胚胎期的心脏可一点儿也没有心脏的模样，心脏的外形只是一个简单的竖直管道，是由胚盘中胚层细胞发育而来，大约在胚胎第2周开始形成。原始心脏渐渐发育分化为心房、心室、心球3个部分，起初左右心房、心室居住在一间房中，在胚胎第8周时，房室间隔完全形成，左右心房、心室就分房居住了，就是我们常说的四腔心。动脉总干以后被隔开，形成主动脉和肺动脉，主动脉向左、向后旋转与左心室相连，肺动脉向右、向前旋转与右心室相连。至此，一颗小心脏基本就发育完全了。简而言之，在母亲的子宫中，胎儿的心脏发育要经过几个不同的阶段。开始，它像一个鱼的心脏，然后像蛙类，这时期的胎儿心脏只有2个腔室；后来，它发育成类似蛇的心脏，有3个腔室；最后，它形成了人类的四腔室结构的心脏。胎儿心脏胚胎发育的关键时期是在孕期2~8周，在此阶段心脏任何部位发育障碍或停滞，都可形成先天性心脏畸形。

猜猜，人生第一次心跳会在什么时候呢？可能要远远早于您的想象。英

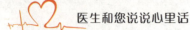

医生和您说说心里话

国牛津大学的研究人员发现，卵子受精16天时，胚胎出现第一次心跳，不过此时不用特殊检查手段是无法知道的。到胚胎7~8周时，心脏已经分出心房心室，心脏每分钟大约跳150次，但胎心音很轻，要用胎心仪才能测到。在胚胎17~18周，借助听诊器可以听到胎儿心音，至此我们就可以与小心脏沟通交流了。

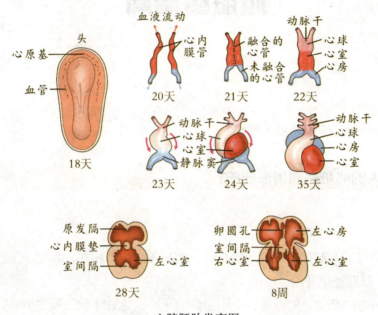

心脏胚胎发育图

刘新灿

从懵懂到情窦渐开之时，爱的滋养下，思念的蔓延里，"心"到底变成了什么模样？在期待的心情中，我们撩开她那神秘的面纱……

2.人们常把心脏结构比喻成小房子，心脏的结构是什么样的呢？

心脏的内部结构较为复杂，人们把心脏比喻成一座"两房两室"的双拼

一、心脏基础篇

别墅，是十分形象贴切的。心脏就像一栋两层小楼，楼上的两间叫"心房"，楼下的两间叫"心室"。又可分左右两部分，左半部分叫左心，包括了左心房和左心室；右半部分叫右心，包括了右心房和右心室。心房、心室均与大血管相连，右心房与上、下腔静脉相接，右心室发出肺动脉；左心房与肺静脉相接，左心室发出主动脉。与我们住的房子一样，心脏也有"墙壁、房门、水管和电路"。房子坏了，不外乎是墙、门、水、电出了问题，心脏疾病也是如此。让我们来参观一下这座特殊房子吧。

首先来看一下房子的墙壁——心肌。心房的墙壁比较薄，心室的墙壁比较厚，左心室墙壁更厚，因为它需要强劲的力量，将血液射到主动脉内，供应给全身组织器官。左、右心房之间的墙壁叫房间隔，左、右心室之间也有一面墙，称为室间隔，如果间隔有破损称"间隔缺损"。间隔缺损最常见的是"房间隔缺损"，其次是"室间隔缺损"，多属于先天性的，是胎儿在母体子宫内心脏发育阶段出了差错所致。

其次来看一下房子的门——心脏瓣膜。左心房与左心室之间叫二尖瓣，右心房与右心室之间叫三尖瓣，左心室与主动脉之间叫主动脉瓣，右心室与肺动脉之间叫肺动脉瓣。这些瓣膜随着心脏的收缩与舒张不停地关闭与开放，向前输送血液。这些瓣膜都是单向瓣，只向一个方向开放，不走回头路，只允许血液从心房向心室、从心室向动脉流动，防止血液从动脉向心室或从心室向心房逆向流动。右心房接受了上、下腔静脉的血液，然后经过三尖瓣流向右心室，右心室收缩时三尖瓣关闭，肺动脉瓣开放，血液射向肺动脉内。左心房接受了肺静脉回流的血液，通过二尖瓣流向左心室，左心室收缩二尖瓣关闭，主动脉瓣开放，血液射向主动脉。各个瓣膜的开放和关闭，井然有序，各司其职，以保证血液向前流动。每个瓣膜都可能发生狭窄或者关闭不全，从而引起血液出现异常流动。门卡住了，只能推开个狭窄的小缝，叫"瓣膜狭窄"；门关不严，叫"瓣膜关闭不全"；门坏了需要换新门，叫"瓣膜置换术"；修修补补后继续使用，叫"瓣膜修补术"。门能"修补"，可以不"置换"。

房子里还有一个储藏间——左心耳。在左心房的前上方有个拇指大小的东西叫左心耳，就好像两房两室加一个储藏间，当心房发生颤动的时候，这个地方的血流极其缓慢，容易形成血栓。血栓如果掉下来，随着流动的血液，到达其他脏器，就会引起相应器官动脉栓塞，以脑卒中最常见。

接下来了解一下房子的水路系统——冠状动脉与冠状静脉。冠状动脉是给心脏供血的动脉血管,心脏不停地跳动,需要源源不断的能量支持。冠状动脉从主动脉根部的左右冠状窦发出,左冠状动脉起始段叫左主干,继而分出前降支和回旋支两支大动脉,前降支通常供应部分左心室、右心室前壁及室间隔前 2/3 的血液,回旋支供血给左心房、左心室外侧壁、左心室前后壁的一部分。右冠状动脉发出后,主要给右心系统供血,供应右心房、右心室前壁与心脏膈面的大部分心肌。冠状静脉与冠状动脉相伴而行,将心脏的静脉血运送回右心房。

冠状动脉病变,最常见的是动脉粥样硬化。好比水管里长了水垢,水流不畅或堵塞不通引起心肌缺血或坏死,就是我们常说的冠心病。冠心病少数情况下可由冠状动脉痉挛引起。

最后我们来了解一下房子的电路系统——心脏传导系统。心脏传导系统就像铺设在心脏墙壁里的电线,由窦房结、房室结、心房与心室内的传导束组成。

心脏外面的包膜称为心包,分壁层和脏层,两层之间有空隙,叫心包腔,内含少量浆液,有滑润作用,能减少心脏搏动时的摩擦。心包对心脏有保护作用,能防止周围的感染向心脏蔓延;限制心脏扩张,防止心内压迅速上升时心脏破裂。当心包有慢性炎症时,导致结缔组织增生及瘢痕形成,缩窄性心包炎对心脏功能可产生严重影响。心包变异主要是心包缺损,以左侧缺损最为常见。此外心包病变还有心包囊肿、心包憩室及心包肿瘤等。

刘新灿

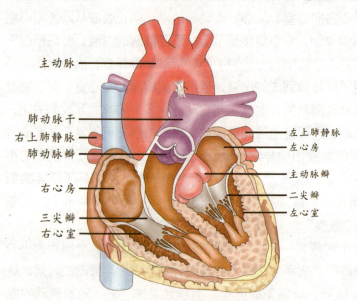

心脏结构

一、心脏基础篇

3. 心脏在人体什么部位？外形如何？

正常人的心脏在胸腔正中吗？答案是否定的，人还真长着一颗"偏心眼"的心脏。正常人的心脏应在胸腔的偏左侧，是斜位于胸腔中纵隔内，约2／3位于正中线的左侧，1／3位于正中线的右侧，前方对应胸骨体和第2～6肋软骨；后方平对第5～8胸椎，两侧与胸膜腔和肺相邻，上方连出入心脏的大血管，下方邻膈。心脏的长轴自右肩斜向左肋下区，与身体正中线构成约45°角。心底部被出入心脏的大血管根部和心包返折缘所固定。也有极少数正常人的心脏在胸腔的右侧，其心房、心室和大血管的位置宛如正常心脏的镜中像，亦称为镜像右位心。单纯右位心不会引起明显的病理变化和症状。但右位心常与较严重的先天性心血管畸形同时存在，也可合并有其他先天性心脏畸形或其他内脏转位，往往在体格检查时才发现。所以右位心的人不一定易患心脏病，右位心的人与正常位置心脏的人患心脏病的机会是等同的。

心脏外形像个桃子，近似前后略扁的倒置圆锥体，尖向左下前方，底向右上后方。心脏外形可分前面、后面和侧面，左缘、右缘和下缘。近心底处有一横的冠状沟，绕心一圈，为心脏外面分隔心房与心室的标志。心脏的前、后各有一个室间沟，为左、右心室表面的分界。

心底朝向右上后方，大部分由左心房，小部分由右心房构成，四条肺静脉连于左心房，上、下腔静脉分别开口于右心房的上、下部。在上、下腔静脉与右肺静脉之间有房间沟，为左右心房后面分界的标志。

心尖由左心室构成，向左下前方。由于心尖邻近胸壁，因此在胸前壁左侧第5肋间常可看到或触到心尖的搏动。

心脏的大小约和本人的拳头相似，国人成年男性心脏正常重量为284克±50克，女性为258克±49克，可因年龄、身高、体重和体力活动等因素不同而有差异，一般认为超过350克者多属异常。在出现不同病变时，可见烧瓶样、梨形、靴形等形状改变。

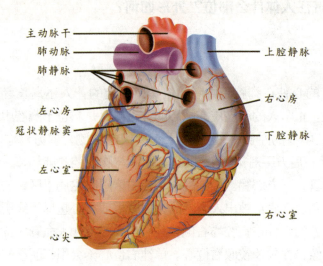

心脏外形(后面观)

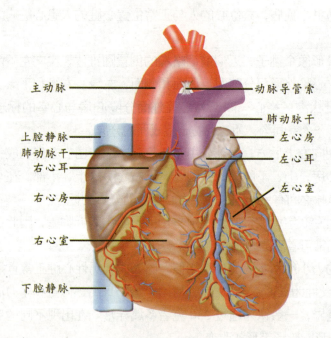

心脏外形(前面观)

刘新灿

一、心脏基础篇

"问世间情为何物，直教人生死相许"，自从我们与"心"相牵，心在默默地、用她不算大的体积不求回报地提供着巨大的能量，支撑着身体的一生所需……

4. 为什么说心脏是人体重要器官？心脏的作用是怎样的？

心脏是循环系统的动力器官，由于心脏"泵"的作用，血液循环才得以维持，血液从心脏射入动脉而分布于身体各部位和器官，再由静脉回流心脏。血液的流动直接取决于心脏的泵血能力，从而使循环系统内保持足够的压力。如果心脏不能实现泵血功能，动脉血压即迅速下降，使全身器官供血不足，从而发生功能障碍以至于危及生命。脑内血液循环停止 3~10 秒，人就丧失意识，血液循环停止 5~8 分钟，大脑皮层会出现不可逆损伤。所以说心脏是人体的重要器官。

心脏的作用是推动血液流动，向器官、组织提供充足的血液，供应氧和各种营养物质，带走代谢终产物如二氧化碳、尿素和尿酸等，使细胞维持正常的代谢和功能。体内各种内分泌激素和其他体液因素，也通过血液循环运送到靶细胞，实现机体的体液调节，维持机体内环境的相对恒定。此外，血液防卫机能的实现，以及体温相对恒定的调节，也要依赖血液在血管内不断循环流动，而血液循环是由心脏"泵"的作用实现的。近几年研究发现，心脏还有内分泌功能，心脏分泌的心钠素可拮抗肾素－血管紧张素－醛固酮系统 (renin-angiotensin-aldosterone system，RAAS)，参与调节水钠平衡。

刘新灿

5. 心脏有规律的周期运动，是靠什么样的一套系统在工作呢？

心脏有规律的周期运动，依赖一套"电路"系统。这套系统由特殊心肌纤维组成，其冲动发放后有序地传导至心脏的各个部位，受迷走神经和交感神经的调节。

窦房结就像"司令部",窦性心律就是从这里产生的。其位于上腔静脉与右心房结合处的心外膜下,中间粗而两头尖,形状呈半月形、梭形或马蹄形。房内有结间束。房室结位于心房和心室交界处,上连结间束,下连希氏束,由房结区、结区和结束区三部分组成。房结区及结束区含快反应细胞,具有自律性;结区没有起搏功能和自律性。心室内有希氏束和左右束支及其末梢——浦肯野纤维系统。

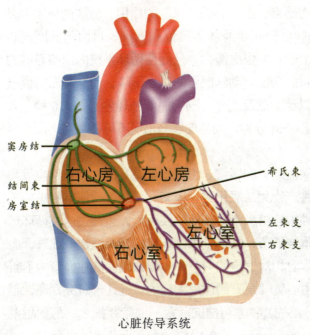

心脏传导系统

心脏节律运动的原理是:窦房结放电,通过结间束在房室结产生短暂生理延搁,向下依次传到希氏束、左右束支和浦肯野纤维系统,周而复始,永不停歇。

如果电路出了问题,心跳规律就发生异常,称为"心律失常"。心律失常有很多种:心房电路乱放电引起心房不停颤动,叫房颤;提前放电,叫期前收缩(早搏);电流中断,叫传导阻滞。

刘新灿

6. 为什么我们能听到心脏跳动的声音呢?

我们用耳朵贴近胸壁或使用听诊器在心前区能清晰听到心脏跳动的声音,医学上称为心音。心音是在心动周期中,由于心肌收缩和舒张,瓣膜启闭,血流冲击心室壁和大动脉等因素引起的机械振动,通过周围组织传到胸壁而产生。通常很容易听到第一和第二心音，在某些情况下能听到第三或第四心音。

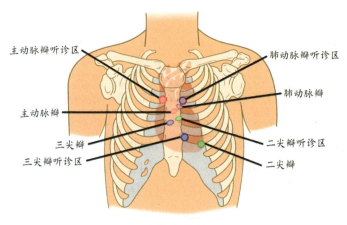

心脏听诊区

第一心音：发生在心脏收缩期开始，音调低沉，持续时间较长（约0.15秒）。产生的原因包括心室肌的收缩，房室瓣突然关闭及随后射血入主动脉等引起的振动。第一心音的最佳听诊部位在锁骨中线第5肋间隙或胸骨右缘。

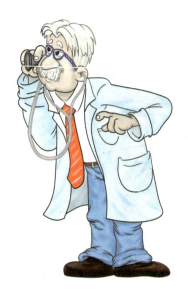

第二心音：发生在心脏舒张期的开始，频率较高，持续时间较短（约0.08秒）。产生的原因是半月瓣关闭，瓣膜互相撞击，以及大动脉中血液减速和室内压迅速下降引起的振动。第二心音的最佳听诊部位在第2肋间隙右侧的主动脉瓣区和左侧的肺动脉瓣区。

第三心音和第四心音：第三心音发生在第二心音后0.1～0.2秒，频率低，它的产生与血液快速流入心室使心室和瓣膜发生振动有关，通常仅在儿童能听到，因为较易传导到体表。第四心音由心房收缩引起，也称心房音。

刘新灿

7. 心脏和血管组成一个怎样的系统，使血液周而复始的运行呢？

心脏、血管和血液共同组成心血管系统，根据循环途径的不同分为体循环和肺循环两部分。体循环：血液由左心室射出，经主动脉及其各级分支流向全身毛细血管网，然后流经小静脉、大静脉，汇集成上、下腔静脉，最后回流到右心房。血液在体循环中，把氧气和营养物质运送到身体各个部位，同时又把各个部位新陈代谢中产生的二氧化碳和代谢产物运送到肺和排泄器官。由此可见，血液在体循环的过程中，由含氧气较多的动脉血（鲜红色）变成含氧气较少而含二氧化碳较多的静脉血（暗红色）。肺循环：血液由右心室射出，经肺动脉及其各级分支，通过肺泡壁毛细血管网、肺静脉回流到左心房。在肺循环中，血液中的二氧化碳经肺泡排出体外，而吸入肺内的氧气则经肺泡进入血液，因此，血液由静脉血变为动脉血。

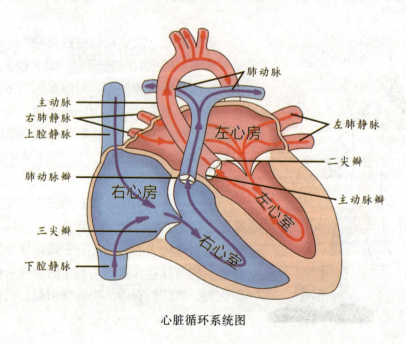

心脏循环系统图

刘新灿

一、心脏基础篇

8. 什么是动脉、静脉？什么是动脉血、静脉血？有什么不同？

在解剖分类上，所有从心脏左右心室发出、把血液从心脏运输到各器官组织的大血管及其分支均叫作动脉血管。人体从左心室发出的动脉血管称"主动脉"，人体从右心室发出的动脉血管称"肺动脉"。血液流经组织进行血氧交换，随后流向静脉。所有引导血液流向心房的血管均叫作静脉血管。人体引导血流汇集流向心脏与右心房相连的静脉血管称"上、下腔静脉"，人体引导血流汇集流向心脏与左心房相连的静脉血管称"肺静脉"。静脉与动脉的区别，可以从结构与功能两个方面来讲。从结构方面来说，动脉的管壁比较厚，弹力强，呈圆形管状；而静脉血管的管壁比较薄，弹性弱，容易塌陷，多呈圆形或扁圆形。在相同部位的同名血管中，静脉血管的内径大于动脉血管的内径。从功能方面来说，动脉血管承担着血液输出至全身的功能，而静脉血管承担着将血液输送回心脏的功能。

体循环中动脉内流的是动脉血，静脉内流的是静脉血；肺循环则相反，肺静脉内流的是动脉血，肺动脉内流的是静脉血。动脉血是含氧丰富，颜色鲜红的血，静脉血是含氧量少，颜色暗红的血。动脉血与静脉血的区别主要表现为以下几个方面：①动脉血流速快，静脉血流速较慢。②动脉血携氧量多，呈鲜红色，含大量营养物质；静脉血携二氧化碳量多，呈暗红色，含代谢废物。③动脉血压力大，静脉血压力小。

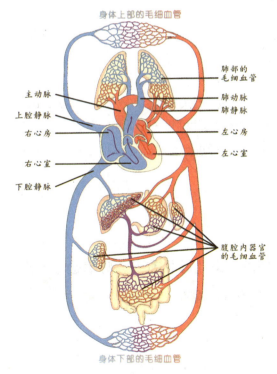

血液循环模式图

刘新灿

9. 什么是心率？正常人的心率是多少？心脏每跳动一次能泵出多少血呢？

在生命过程中，正常心脏始终是有节奏、有规律地跳动。心率是指1分钟内心脏跳动的次数。一般来说，正常人每分钟心跳次数在60～100次，如果＜60次/分，称为心动过缓；＞100次/分，称为心动过速。正常成年人安静状态下的心率一般在75次/分左右(60～100次/分)，可因年龄、性别及其他生理情况而不同。初生儿的心率很快，可在130次/分以上，而老年人心率比年轻人偏慢，运动员心率比普通人偏慢，在成年人中女性的心率一般比男性稍快。同一个人，在安静及睡眠时心率减慢，运动及情绪激动时心率加快，这些都是正常的生理现象。

心脏每收缩和舒张1次，称为一个心动周期，包括心房收缩、心房舒张、心室收缩和心室舒张4个过程。心脏每收缩1次就将60～80毫升的血液输送到动脉，推动血液循环。每次心室收缩射出的血量称为每搏输出量，每分钟心脏射出的血量称为每分输出量。通常所说的心输出量，是指每分输出量，每分输出量＝每搏输出量×心跳次数。比如心脏每分钟跳70次，每次泵血70毫升，则每分心输出量约为5升，如此推算一个人的心脏一生泵血所做的功，大约相当于将3万千克重的物体向上举到喜马拉雅山顶峰所做的功。

刘新灿

10. 我们在清醒、睡眠、休息、运动等状态下，心率是不一样的，是什么东西在调节着心脏呢？

正常生理情况下，心脏活动受神经、体液和自身机制的调节。首先，心脏受交感神经和副交感神经的支配，交感神经兴奋时，心率加快，心肌收缩力加强,房室传导加快,使心输出量增加,动脉血压升高;心脏迷走神经兴奋时,心率减慢,心房肌收缩力减弱,房室传导减慢,使心输出量减少,动脉血压下降。人在清醒运动状态或紧张恐惧时,交感神经兴奋,心率加快,心肌收缩力增加,血压升高;人在睡眠休息时,副交感神经兴奋,心率减慢,心肌收缩力减弱,血压下降。这两组神经又受中枢神经调节,是互相制约的,使心脏活动保持在相对适宜的状态。在神经调节中以颈动脉窦-主动脉弓的压力反射尤为重要,当动脉血压升高时,压力感受器发放冲动增加,通过中枢反射性引起心率减慢、心肌收缩力减弱,使心输出量下降,血管舒张和外周阻力降低,血压下降。反之,当动脉压下降时,压力感受器发放冲动减少,神经调节过程又使血压回升。其次,心血管活动还受肾素-血管紧张素、肾上腺素和去甲肾上腺素等体液因素的调节。人在运动、激动时,上述物质分泌增加,刺激交感神经,引起心率加快。

刘新灿 秦海凤

11. 心肌具有哪几个主要生理特性?心脏不停地跳动会不会感到疲劳?

  心肌的生理特性包括兴奋性、自律性、传导性和收缩性。心肌的这些特性共同决定着心脏的活动,实现其泵血功能。①兴奋性:当心脏的"泵"受一定强度的刺激时能发生一定形式的反应,即对刺激发生反应的能力或特性。②自律性:心肌在没有外来刺激的情况下,能通过内在变化而发生节律性的兴奋,即心脏自身具有节律性收缩的能力。③传导性:心肌细胞具有传导兴奋的能力或特性,即一处发生了兴奋能沿着细胞膜向外扩散,并能由一条肌纤维扩散到其他相邻的肌纤维。④收缩性:指心肌在接受一次阈上刺激时有发生收缩反应的能力。

  心脏总是在不停地跳动着,会不会感到疲劳呢?心脏的跳动是依靠心肌的收缩和舒张来完成的,在一个心动周期中,收缩期后心脏自然地松弛进入舒张期,在这个舒张期中,心脏可以得到充分的休息。假定某人按心率每分钟75次计算,则一个心动周期平均持续0.8秒,心房的收缩期占0.1秒,随后舒张期占 0.7 秒，心室的收缩期占 0.3 秒，舒张期 0.5 秒。心脏的舒张期远大于收缩期，由此可见心肌在这段时间里得到了充分的休息，当然也就不会感到疲劳了。

刘新灿

12. 什么是心脏病？常见的心脏病有哪些？

心脏病是世界范围内的头号健康杀手，占全球总死亡人数的 30%，远高于恶性肿瘤及其他疾病。

心脏就像一座小房子，任何结构和（或）功能出现异常，都叫心脏病。那么我们就根据房子结构来了解一下心脏病常见类型吧。

（1）心脏"水路"疾病　心脏的水路就是血管，包括动脉和静脉系统。如主动脉、肺动脉、肺静脉、上腔静脉、下腔静脉、冠状动脉等。它们中的任何一个发生病变，都称为血管病变。临床上最常见血管病变就是冠状动脉病变引起的冠心病（也就是心肌缺血），包括心绞痛、心肌梗死。

（2）心脏"电路"疾病　就是指各种心律失常。正常的心脏跳动需要从窦房结发放电信号，经过房室束、交界区、希氏束、浦肯野纤维依次下传，继而引起心脏的顺序搏动，然后才能往外泵血。如果上述电路中任何一个地方出现问题，都会导致心脏跳动异常，导致前期收缩、心跳过缓、心房颤动、传导阻滞等心律失常疾病。

（3）心脏的"墙壁"疾病　就是心房、心室之间的"隔间"，称为房间隔、室

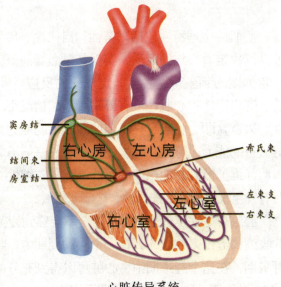

心脏传导系统

一、心脏基础篇

间隔及心肌（房子的外墙）。如果墙壁变薄、变厚或有窟窿等，就是常说的心肌病，心肌穿孔，房、室间隔缺损等疾病。比如临床常见的扩张型心肌病、心肌炎、房及室间隔缺损。

（4）心脏"门窗"疾病　就是心脏的瓣膜疾病，如左心房和心室间的门叫二尖瓣，右心房心室间之间的门叫三尖瓣等。这些门都是有规律地开放和关闭，如果出现瓣膜老化、缺损、撕裂、感染等，都会引发瓣膜狭窄或关闭不全等疾病，如临床常见的风湿性心脏瓣膜病。

（5）心脏外部包膜疾病　心脏的外面有一层膜，叫心包，包裹着心脏，其中有少量的浆液润滑心脏。如果心包发生炎症，会影响心脏的收缩，引发心包疾病如心包炎。

心脏病又可以分为先天性和后天性。先天性心脏病主要包括房间隔、室间隔缺损，法洛四联症，动脉导管未闭，先天性冠状动脉瘘等；后天性心脏病主要包括冠状动脉粥样硬化性心脏病、扩张型心肌病、酒精性心肌病、肥厚型心肌病、肺源性心脏病、风湿性心脏病、脚气病性心肌病、高原性心脏病、围产期心脏病、急性心包炎、感染性心内膜炎等。

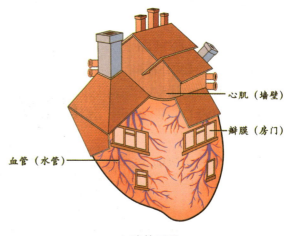

心脏外面观

刘新灿

13. 俗话说"一把钥匙开一把锁"，有关心脏的检查有多种，您了解它们的用途吗？

我们常常会碰到这样的患者，他们或是手持一张心电图，或是拿着心脏彩超报告，见到大夫不约而同地问一句话："大夫，我这个检查没问题，是不是就证明我没有心脏病啊？"同样，还有一些人，拿到一份"不合格"的心电图，非常焦急地来问："大夫，我心电图不合格，是不是我的心脏不好啊？"其实，看病是一个完整、缜密的过程。一位就诊者是否患病是需要医生通过询问病情、体格检查再加上必要的辅助检查来综合判断的。心脏的结构就像一套四居室的房子，查心脏就是检查心脏的"墙壁""门""水管"和"电路"有无问题。俗话说，"一把钥匙开一把锁"，不同的检查方法有它不同的用途，不能互相替代。那么接下来我们就来了解一下常用的心脏辅助检查方法。

（1）常规心电图是心脏的基本检查项目，记录人体心脏的电活动，常用来了解有没有心肌缺血或心律失常的情况。

优势：简单、快捷、价廉，如有明显异常很容易被发现。

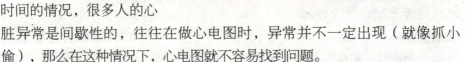

缺陷：仅能反映很短时间的情况，很多人的心脏异常是间歇性的，往往在做心电图时，异常并不一定出现（就像抓小偷），那么在这种情况下，心电图就不容易找到问题。

（2）24小时动态心电图（Holter） 患者佩戴专门的记录仪，24小时连续记录心脏在活动和安静状态下心电图的变化。检查期间，患者日常起居应与佩戴前一样，自己将24小时内身体不适和运动时间详细登记，如某时某刻，正在吃饭；某时某刻，正在走路；某时某刻，发作胸痛等，以便与心电图的记录一一对应，为医生诊治提供可靠依据。

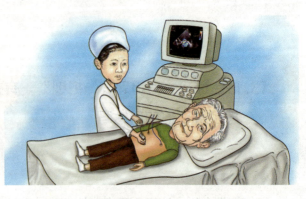

一、心脏基础篇

优势：记录时间长，可以捕捉到阵发性心律失常，并记录它们的发生时间、数量及分布状态等。

缺陷：须24小时内持续佩戴，数据不能即刻得到，部分患者会感觉佩戴不适。

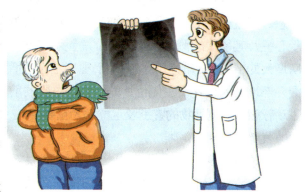

（3）运动平板试验 患者在一个类似跑步机的平板上行走，它的坡度、速度都可以调节，使得患者的运动负荷逐渐增大，在运动中及运动后连续监测其心率、血压及心电图变化。运动平板试验是通过运动来增加心脏的负荷，当负荷达到一定量时，可诱发心肌缺血，就能通过心电图检查结果显示出来。

优势：简单，无创伤，更易发现心脏病。

缺陷：试验中患者可能会有不适感觉；部分患者无法配合运动量的完成；不稳定型心绞痛或临床状况不稳定的患者，一般不建议进行此项检查。

（4）心脏彩超 能显示心脏的结构和功能，观察心脏内血液流动的状况，还可以观察瓣膜启闭、心肌厚度、心腔大小、心肌运动等。通俗地讲做心脏彩超可以比喻成用仪器去测量房子的墙壁厚度是否合格，房间大小是否合格，门框和门是不是配套，房门开关的弹性好不好，关门的时候严不严实、有没有漏风。心脏彩超看的主要是结构，但不仅限于此，它对于诊断亦可起重要作用。

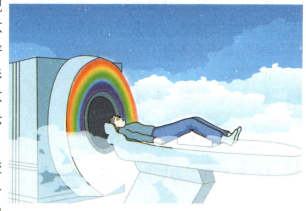

优势：无创、价格较低且获取信息丰富，适合健康体检及疑似心脏疾病的人进行筛查和诊断，也适用于先天性心脏病的筛查。

缺陷：极少数如伴有严重肺气肿、胸廓畸形、严重肥胖等问题的患者，可能因显像不理想而影响结果。

（5）胸片　看心脏整体形态。正位胸片能显示出心脏大血管的大小、形态、位置和轮廓，能观察心脏与毗邻器官的关系和肺内血管的变化，可用于心脏及其径线的测量。左前斜位片显示主动脉的全貌，左、右心室及右心房增大的情况。右前斜位片有助于观察左心房增大、肺动脉段突出和右心室漏斗部增大的变化。左侧位片能观察心、胸的前后径和胸廓畸形等情况，对主动脉瘤与纵隔肿物的鉴别及定位尤为重要。

优势：快捷、清晰。

缺陷：X射线有少量辐射，复杂的毗邻关系难以清晰呈现。

（6）冠状动脉计算机断层扫描血管成像（computed tomography angiography，CTA）　从手臂的静脉里注入造影剂，通过造影剂使心脏血管显影，初步判断冠状动脉血管有无病变。

优势：安全简单，几乎没有创伤性；时间短，无须住院；结果直观，适合做冠心病的筛查或复查；

缺陷：心率过快、心律不齐、严重钙化病变、有起搏器者显影效果较差。这是一个静态的图像，如果病情复杂，病变较重，或者需要更加明确的诊断，需要根据实际病情进行进一步的检查。

（7）冠状动脉造影　是将特殊的导管经手腕处血管送至冠状动脉开口，再将造影剂注入冠状动脉，通过X射线下的显影，来判断冠状动脉有无狭窄等病变。

优势：目前冠状动脉造影是诊断冠心病的金标准，集诊断和治疗于一体，如血管明显狭窄，当时即可行支架植入术。

缺陷：检查费用相对较高；有创伤性，有出现并发症的潜在风险，不适合人群筛查。

刘新灿

14. 心脏病患者如何养心？

心脏是人体的重要脏器，是人体的发动机，对人体的重要性毋庸置疑。在古时，人们就把心脏比喻成身体的太阳，认为心脏起着主宰生命的作用。

一、心脏基础篇

据调查研究表明，心脏病患病率、死亡率持续上升，是引起死亡的首要原因，所以平时对于心脏的保养非常重要。保护心脏我们应双"管"齐下，保证良好生活方式和合理用药。

良好生活方式：①合理饮食。要少食，每日应控制总热量，少吃多餐，达到或维持合适体重。要少脂，少吃肥肉、油腻及高胆固醇食物，如动物内脏。要少盐，每日食盐摄入量应小于6克。适当吃些五谷杂粮，吃新鲜水果、豆制品等，多摄入不饱和脂肪酸（鱼类、植物油等）。②适当运动。参加适当的体育锻炼，如散步、慢跑、打羽毛球、游泳等有氧运动，每周3次，每次30分钟以上。③戒烟戒酒。戒烟戒酒，获益无穷。④心理平衡。避免负面情绪，保持乐观。

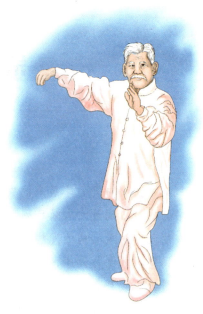

合理用药：心脏病多是慢性疾病，需要长期坚持服药控制疾病发展，预防疾病发作。管好"坏"胆固醇，使血脂达标，抗击动脉粥样硬化，同时血压、血糖达标，定期检查，及时调整用药方案。

中医养心有其独到之处。《黄帝内经》把人体的五脏六腑重要的脏器命名为十二官，而其中，心是最重要的脏器之一。"心者，君主之官也，神明出焉……故主明则下安……主不明，则十二官危"。而且中医讲究春夏养阳，秋冬养阴，养阳重在养心。心为火脏，红色属于五行中的"火"，在五脏对应于心，能增强心脏之气，所以中医认为食用红色食物利于养心，可经常吃些红豆、红皮花生、红枣等食物。心之志为喜，而心之声为笑，适当笑笑可生发肺气，使肺吸入足量的"清气"，呼出废气，加快血液循环，达到气血调和之目的；可让肺气布散全身，使面部、胸部及四肢肌群得到充分放松，同时让肝气平和，从而消除焦躁、抑郁，保持情绪稳定。另外，中午11~13点是心经的运行时间，此时睡个午觉，对身体非常有利，即使闭目养神30分钟，都能很好地养生。

刘新灿

二 冠心病

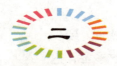

冠心病是全球死亡率最高的疾病之一，根据世界卫生组织的最新报告显示，中国的冠心病死亡人数已列世界第二位。随着人们生活水平的提高和生活方式的改变，冠心病的发病率逐渐攀升，且呈现年轻化趋势。冠心病严重威胁人民群众的身体健康，除了给人们的生活带来沉重负担之外，也降低了生活质量，且致死、致残率很高。冠心病的主要病因是冠状动脉粥样硬化，由于冠状动脉粥样硬化引起冠状动脉狭窄、闭塞，导致心肌供血不足、坏死，称为冠状动脉粥样硬化性心脏病，简称冠心病。

冠心病的临床表现多种多样，可以表现为胸痛、胸闷、胸部不适，甚至心律失常、心力衰竭、猝死，另外还有一些不典型的表现如乏力、牙痛、肩背部、上腹部疼痛。冠心病又分为不同的类型，最常见的是急性心肌梗死和心绞痛。冠心病的检查也有多种，根据患者不同的临床表现，可以进行心电图、心脏彩超、冠状动脉CT、冠状动脉造影、心肌核素显像等检查。冠心病的治疗有多种，常见的有药物治疗、冠状动脉内支架植入、冠状动脉搭桥等。冠心病的患者或者疑似冠心病的患者都应到正规医院检查、诊治。

冠心病是一种需终生治疗的疾病，但相比冠心病自身而言，比治疗更为重要的是预防。只要预防做得好，控制好危险因素，减慢疾病进展，就可以最大程度地预防不良事件的发生。另外冠心病患者长期康复需要规范的药物治疗、合理的日常锻炼、健康的生活方式。

本章从冠心病基础知识、急性心肌梗死、心绞痛及支架植入等方面，结合大众及患者最关注的问题进行科普讲解，希望对读者有所帮助。

二、冠心病

（一）冠心病简介

一颗健康的心脏对一个人的生命至关重要。如果把人体看作一部车，那么心脏就是这部车最重要的组成部分：发动机。人体所有的功能，都需要心脏泵血来维持。发动机的工作需要油路提供动能，而我们的心脏，也需要冠状动脉为心肌输送能量，所以冠状动脉就是心肌动力的源泉。如果冠状动脉发生狭窄或堵塞，就会引起冠心病。

怎样才能把我们的心脏维护成"好车发动机"呢？首先让我们来看看心脏血管——冠状动脉，是如何维护着每个人的健康的。

1. 什么是冠状动脉？

人的心脏就像一个倒置的、前后略扁的圆锥体，大小约和成年人的拳头相似，重量约 250 克。心脏的主要功能是为全身血液的流动提供动力，把血液运送到身体的各个部分，相当于给全身供血的"水泵"。人体各组织器官要维持其正常的生命活动，需要心脏不停地搏动以保证血运。而心脏作为一个泵血的肌性动力器官，本身也需要足够的营养和能源。供给心脏营养的血管系统，就是冠状动脉和静脉，也称冠状动脉循环。那什么是冠状动脉呢？如果将心脏看作人的头部，分布在心脏表面、为心肌供血的动脉几乎环绕心脏一周，就好像是头顶戴着的一顶王冠，故名"冠状动脉"。冠状动脉起于主动脉根部主动脉窦内，分为左、右两支，走行于心脏表面，其主要功能是给心脏自身的心肌供给血液，以保证心脏不断跳动所需的能量。其中右冠状动脉主要为右心室、右心房及部分左心室下壁、后壁、间隔供血。左冠状动脉为一短干，沿冠状沟向左前方行 3~5 毫米后，立即分为左前降支和左旋支，左前降支主要为左心室前壁和室间隔供血，左旋支主要为左室侧壁、后壁供血。

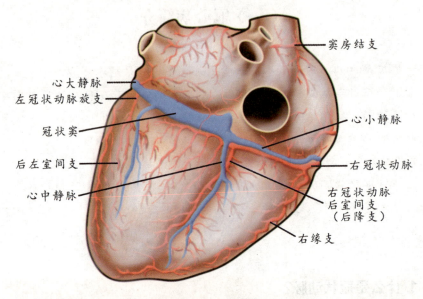

心脏血管（后面观）

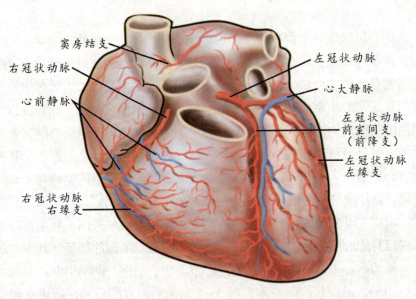

心脏血管（前面观）

李志娟　邢适颖

二、冠心病

2. 什么是冠心病？

冠心病的全称是冠状动脉粥样硬化性心脏病。

什么是动脉粥样硬化呢？血液经冠状动脉给心脏自身的心肌供给血液时，因血液中脂肪、胆固醇含量高，脂质代谢障碍导致动脉内膜的脂质积聚、纤维组织增生和钙质沉着等原因，逐渐形成沉淀物，并伴有动脉中层的逐渐蜕变和钙化，导致动脉壁增厚变硬、血管内腔狭窄。因动脉内膜积聚的脂质外观呈黄色粥样，故称为动脉粥样硬化。

冠状动脉就相当于是附着在心脏表面，给"水泵"——心脏自身提供能量的水管，正常干净的水流通过水管时非常顺畅，但若水流里面夹杂太多杂质，就会在水管内壁上慢慢形成水垢，水垢越积越厚，导致通道变窄，此时，若水流里面夹杂有大块的杂质，就会在水管变窄处造成堵塞。冠状动脉粥样硬化，就像水管上越积越厚的水垢，而血液中的脂肪、胆固醇就像清水里夹杂的杂质，随着冠状动脉粥样硬化越来越严重，血管通道越变越窄，相当于给"水泵"自身提供能量的通道变窄了。当血液中含有大块的杂质时，就会在血管狭窄处造成堵塞，从而无法给心脏自身的心肌供给血液、提供能量，造成心肌缺血、缺氧或坏死，最终导致"水泵"无法正常工作的一种心脏病。即常说的"冠心病"。

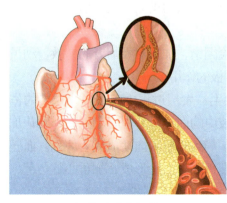

冠状动脉内斑块

除此之外，冠心病的范围可能更广泛，还包括炎症、栓塞等引起的血管内腔狭窄或闭塞。1979年世界卫生组织将冠心病分为5大类：无症状性心肌缺血（隐匿性冠心病）、心绞痛、心肌梗死、缺血性心力衰竭（缺血性心脏病）和猝死5种临床类型。近年趋向于根据发病特点和治疗原则不同分为两大类：慢性冠状动脉疾病（也称慢性心肌缺血综合征）和急性冠脉综合征。

李志娟　吴志波

3. 什么人容易得冠心病？

资料显示，冠心病多发作于 40 岁以上男性、绝经后的妇女、吸烟的人、"三高"（高血压、高血糖、高血脂）人群，以及有冠心病家族史的人群。

（1）年龄　40 岁以上的中老年人，随着年龄增加冠心病发病率相应增加；但是近年来冠心病发病年龄趋于年强化，年轻男性患者比年轻的女性患者多。绝经后的女性以及年过 60 的妇女发病率几乎与男性相等，甚至大于男性。

（2）吸烟　我国流行病学调查资料显示，大量吸烟者冠心病发病率是不吸烟者的 2.6 倍以上，心绞痛发生率较不吸烟者高 3.6 倍以上。国外资料显示，男性中吸烟者的总死亡率、心血管病的发病率和死亡率比不吸烟者增加 1.6 倍，吸烟者致死性和非致死性心肌梗死的相对危险性较不吸烟者高 2.3 倍。冠心病早发患者中，吸烟者的比例很高，70%～90% 的青年急性心肌梗死患者有吸烟史。烟草中的一氧化碳与血红蛋白结合形成大量的碳氧血红蛋白，碳氧血红蛋白无携带氧的功能，导致动脉壁缺氧，使动脉壁水肿，促进脂质渗入和沉着，促发动脉粥样硬化。尼古丁通过兴奋交感神经升高血压，增快心率，还可使血中胆固醇水平升高，高密度脂蛋白（high-density lipoprotein，HDL）水平下降，导致动脉壁及心肌缺氧。另外吸烟会增加一种酶的产生，而这种酶会促进冠状动脉脂质斑块的集聚，从而增加冠心病的患病风险。

吸烟是心血管疾病最重要的可控危险因素，加强对吸烟者的宣教，动员全民控烟、戒烟，对早期防治冠心病有积极的作用。

（3）高血压　高血压在冠心病发生、发展过程中起着极为重要的作用。血压升高可损伤动脉内膜，激活血液中的血小板，引起动脉粥样硬化加重，诱发或加速动脉粥样硬化斑块进展，导致心肌缺血缺氧或者坏死。血压升高时还会诱发冠状动脉痉挛、斑块破裂，局部血栓形成，加重心脏负荷，增加心肌耗氧量，导致心绞痛发作，甚至诱发急性心肌梗死。

我国高血压患者往往对高血压引起冠心病的风险认识不足，其血压控制率不足 70%。高血压患者要重视血压控制和整体心血管危险因素的管理，低脂低盐饮食，适当运动，在医生指导下选择合适的降压药，将血压控制在正常范围，以减少冠心病的发生。

（4）糖尿病　糖尿病是一种全身性代谢紊乱性疾病，容易引起动脉粥样硬化。糖尿病患者在10年内发生心血管事件，如急性心肌梗死、心源性死亡的危险性和冠心病患者相同。由此可见，糖尿病患者是冠心病发病的极高危人群。

糖尿病患者常伴有脂代谢紊乱，甘油三酯、胆固醇、低密度脂蛋白胆固醇均可升高，导致或加速冠状动脉粥样硬化，引起冠心病。糖尿病患者长期的高血糖可以与血红蛋白结合，形成糖化血红蛋白。糖化血红蛋白使血红蛋白与氧不易解离，造成组织缺氧，影响心肌血管内皮等组织代谢，并可沉积于心肌，使心肌收缩功能和顺应性下降，从而导致心功能不全。

此外，糖尿病患者并发冠心病时，往往冠心病的临床症状出现的较迟或者不典型，甚至发生心肌梗死时亦可能被掩盖。因为糖尿病性神经病变可累及神经系统的任何一部分，特别是神经末梢，当患者的神经末梢受损时，痛阈升高，即使发生了严重的心肌缺血，疼痛也较轻微而不典型，甚至没有心绞痛症状，无痛性心肌梗死的发生率高，而且休克、心力衰竭、猝死的并发症也较多，预后较严重。因此，糖尿病患者应积极控制血糖、血脂、血压，加强冠心病一级预防，定期检查，一旦合并冠心病，须加强冠心病二级预防治疗。

（5）肥胖者　肥胖是引起冠心病的一个高危因素。目前常用的体重指数（body mass index），简称BMI，即BMI=体重/（身高×身高）（kg/m²）。以体重指数对肥胖程度的分析，国际上通常用世界卫生组织制定的体重指数界限值，即体重指数在25.0~29.9为超重，大于等于30为肥胖。中国人的BMI标准：BMI值24为中国成人超重的界限，BMI值28为肥胖的界限；肥胖程度可以用体重指数判别，但内脏脂肪堆积更具病理意义。世界卫生组织以腰围男性≥102厘米，女性≥88厘米或腰围/臀围：男性>1.0,女性>0.9时为内脏型肥胖，即中心性肥胖（腹型肥胖）。我国成年男性肥胖几乎都属中心性肥胖，也就是我们俗称的"将军肚"；而中年女性肥胖的特征绝大多数以腰腹部脂肪堆积为主，被冠以"苹果腰"的美称。中心性肥胖过多的脂肪不仅堆积在皮下，更重要的是堆积在内脏，从而诱发糖尿病及血管性疾病。

肥胖症和高血压、糖尿病、血脂紊乱通称为代谢性疾病。它们相互联系，相互作用，共同促进，从而诱发动脉粥样硬化。肥胖者容易患高血压、血脂紊乱及糖尿病，而有高血压、血脂紊乱和糖尿病的肥胖者，容易发生动脉粥样硬化，管腔变细，管壁变硬。肥胖不仅可以诱发冠心病，还可以使心绞痛病情加重。

（6）具有冠心病家族遗传史　若家族中有冠心病患者，就更容易有心脏病发作，尤其是一级亲属有早发冠心病史时，子女患冠心病概率更高。

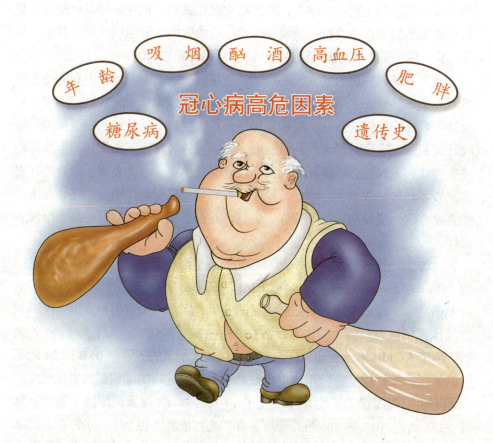

李志娟　张伟河

（二）心绞痛

我们知道，汽车发动机油路不通畅，就会出现各种故障。那么，如果心脏这个人体的"发动机"出现"油路不畅"：即冠状动脉狭窄或者堵塞，会发生什么情况呢？就会引起冠心病。冠心病是一个总称，如果把冠心病看作一个大家族，她的成员主要有：心绞痛、心肌梗死。俗话说："通则不痛，痛则不通"。冠状动脉狭窄，就会引起各种典型的、不典型的胸痛，我们统称为心绞痛。让我们一起来认识一下心绞痛吧！

1. 什么是心绞痛？心绞痛都有哪些表现？

心绞痛是冠状动脉供血不足，心肌急剧的暂时缺血与缺氧所引起的以发作性胸痛或胸部不适为主要表现的临床综合征，是心脏缺血反射到身体表面所感觉的疼痛。

典型的心绞痛表现如下。

（1）疼痛部位　胸骨体上段或中段之后，亦可能波及大部分心前区，可放射至左肩、左上肢前内侧，达无名指和小指。

（2）疼痛性质　压榨性、闷胀性或窒息性疼痛，范围一般如手掌般大小，但无一个固定的局限痛点，手指按压也不会加重或减轻疼痛。

（3）伴随症状　可伴有胸口压大石感、胸闷、憋气、气短症状，偶可伴有濒死感，往往迫使患者立即停止活动，重者还出汗。

（4）持续时间　疼痛一般持续1～5分钟，很少超过15分钟，如果疼痛超过20分钟不缓解，应警惕急性心肌梗死。

（5）缓解方式　休息或含服硝酸甘油，疼痛在1～2分钟内（很少超过5分钟）消失。

（6）诱发因素　常在劳累、情绪激动（发怒、焦急、过度兴奋）、受寒、饱食、吸烟时发生，贫血、心动过速或休克亦可诱发。

心绞痛有哪些不典型表现呢？

除了上述心绞痛的典型表现外，其实不少患者心绞痛症状并不典型，可以表现为憋气、牙痛、后背酸痛、耳痛、颈痛、面颊痛，有的还表现为上肢内侧痛、下肢痛、肩痛、上腹痛、头痛，也有的表现为肩背痛、咽喉痛、手指或脚趾痛。他们曾看过呼吸科、骨科、耳鼻喉科等，都没查出病来，最后到了心内科才发现是心绞痛。这些疼痛大多是烧灼痛或钝痛，很少有针刺样、刀割样的疼痛。表现为肩膀痛的患者，易被误诊为肩周炎，如果在劳动时肩膀痛，特别是左肩痛，但针对肩周炎治疗效果不明显，休息后缓解的人，应到心内科查查。后背痛多是一种持续的钝痛，有这种症状的人并不少见。

像咽喉部不适的患者也不少见，如果活动时嗓子发堵，休息后缓解，80%～90%都是心绞痛。由于心脏的感觉神经纤维分布在颈和胸交感神经所支配的上半身肩臂部位，心绞痛发作时，就会放射到肩背、颈、咽、下颌、牙齿、面颊，甚至腿部。通常心绞痛患者每次发作的疼痛部位相对固定。如果这些"疼痛"符合心绞痛发病的规律，都要及时到心内科就诊，防止冠心病的病情向更严重的方向发展。

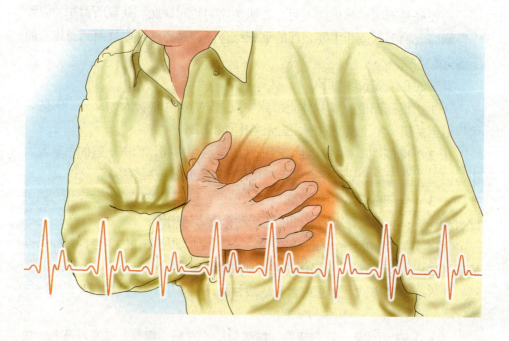

二、冠心病

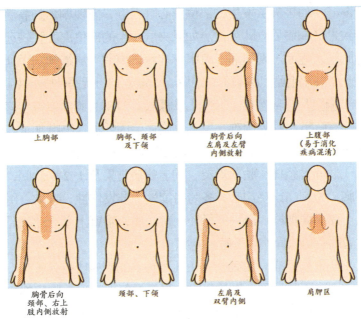

心绞痛发作时的放射部位

李志娟　王朋朋

2. 胸痛都是心绞痛吗？

引发胸痛的病因复杂多样，危险性也存在很大差别，其中冠心病是最常见、危险性最大的胸痛病因之一。但是胸痛不一定都是心绞痛。因为大家都知道心脏是人体的发动机，所以一旦出现胸痛就会比较紧张、担心，怕是心脏出了问题，但不是所有的胸痛都是心绞痛。

典型心绞痛的症状表现为胸骨中下段压榨性疼痛、紧缩感，常伴有冷汗，也可有胸口压大石感、胸闷、憋气、气短症状。

除了心绞痛外，还有一些疾病也会出现胸痛，常见的有以下几种。

（1）主动脉夹层　主动脉夹层往往被人忽视，然而这种疾病就像人体内的"定时炸弹"，一旦发作，非常凶险。主动脉夹层多发于高血压的患者，另外马方综合征、睡眠呼吸暂停综合征患者也是主动脉夹层的高危患者。多数主动脉夹层患者胸痛发生在剧烈活动时，胸痛开始就特别剧烈，可伴有大汗淋漓。如果夹层发生的部位离心脏很近，出现剧烈胸痛后，动脉很快破裂导致患者胸痛后立即死亡。如果夹层发生的部位离心脏较远，剧烈胸痛后转为胸闷，继而出现腹痛、腹胀等症状，说明夹层继续向下延伸，非常危险。因此如果发生剧烈胸痛不能缓解，一定要到附近医院胸痛中心就诊。

（2）胸膜及肺部疾病　肺癌、胸膜炎、气胸、肺栓塞等疾病也会出现胸痛，多伴有咳嗽、呼吸困难、发热，胸痛会因呼吸、咳嗽加重。胸廓疾病引起的胸痛常常有明显的压痛点，体位改变时胸痛会加重。

（3）肋间神经痛和肋软骨炎　前者疼痛常累及 1~2 个肋间，但不一定局限在前胸，为刺痛或烧灼感，多为持续性而非发作性，咳嗽、用力呼吸和身体转动可使疼痛加剧，沿神经行径处有压痛，手臂上举活动时局部有牵拉疼痛；后者则在肋软骨处有压痛。

（4）心脏神经症　常为短暂（几秒钟）的刺痛或持久（几小时）的隐痛，患者常喜欢不时地吸一大口气或作叹息样气性呼吸。胸痛部位多在左胸乳房下心尖部附近，或经常变动。症状多于疲劳之后出现，而非疲劳当时，做轻度体力活动反而觉得舒适，有时可耐受较重的体力活动而不发生胸痛或胸闷。含服硝酸甘油无效或在 10 分钟后才"见效"，常伴有心悸、疲乏、头昏、失眠及其他神经症的症状。

（5）胃食管反流病　患者常描述为"烧心"，打嗝后加重，平卧后也会加重，疼痛发作时查心电图没有特殊变化。还有些不典型的疼痛需要与食管疾病、膈疝、消化性溃疡、肠道疾病、颈椎病等相鉴别。

李志娟　赵玉伟

3. 心绞痛发作时怎么急救？

心绞痛是一种很常见的心脏疾病，很多心血管疾病都可能引起心绞痛的症状，严重的心绞痛可能会引起生命危险。当身边有人出现心绞痛的症状时需要第一时间进行急救。心绞痛发作时应采取的急救措施如下。

（1）原地休息。突发心绞痛，要让患者就地坐下、半卧或卧位休息，

二、冠心病

切勿活动，尽量少说话或者不说话，以免加重病情。即便是家属在身边，也不要搬动患者，或者试图背患者去医院。冬季，患者在室外发病，要注意给患者保暖。

（2）静心。突然发病的患者，一定要保持镇静，不要慌张焦虑，越是心平气和，越容易应对心绞痛的突发。

（3）深呼吸。当患者原地休息时，要缓慢地做深呼吸，这样有助于增加体内氧气含量，可以加速缓解疼痛。但注意不要急速喘息。

（4）舌下含服硝酸甘油1片。在血压不低于平时水平的前提下，此药1~2分钟起作用，半小时后作用消失。90%的患者服用硝酸甘油有效，且多在3分钟内生效。血压低者不能服用硝酸甘油。也可将亚硝酸异戊酯放在手帕内压碎嗅之，10~15秒即可奏效。但有头胀、头痛、面红、发热的不良反应，高血压性心脏病患者忌用。

（5）若当时无解救药，也可指掐内关穴（前臂掌侧横纹上2寸，两条筋之间）或压迫手臂酸痛部位，也可起到急救作用。

（6）疼痛缓解后，继续休息一段时间后再活动。

（7）如果疼痛持续不能缓解，应及时呼叫救护车。

李志娟　刘威

4. 心绞痛有什么好的治疗方法？

我们知道，冠心病是由于斑块堵塞血管，导致管腔狭窄，引起血流通过减少，导致心绞痛症状。就好比自来水管通道堵了，我们的办法是解决管道堵塞的问题。心绞痛目前常用的治疗方法有：药物治疗、介入治疗、冠状动脉搭桥、其他心脏康复治疗。

（1）药物治疗　常用的药物有①血小板拮抗剂。这类药物主要是拮抗血小板，避免血小板聚集形成血栓导致血管堵塞。阿司匹林为临床上最常用的抗血小板药物。如果胃肠道不好，或者有消化道反酸不适甚至有消化道出血现象，可换用氯吡格雷或替格瑞洛等血小板拮抗剂。②降脂药物：这类药物主要是通过降低胆固醇使血管内的斑块进展速度降低，斑块稳定，甚至使斑块回缩。主要有通过肠道抑制脂质吸收的药物——依折麦布；抑制肝脏胆固醇合成的药物——他汀类药物；最近还有前蛋白转化酶枯草溶菌素9(PCSK9)抑制剂，可通过阻断PCSK9-低密度脂蛋白受体(LDLR)途径介导的LDLR降解，降低循环中低密度脂蛋白胆固醇(LDL-C)水平，这类药物对于临床上血脂水平较高，虽然给予强化的他汀治疗，但血脂仍不能达标的患者可以联合应用；还有一些情况比如服用他汀后有严重的转氨酶或肌酶的升高，可以换用PCSK9抑制剂，一般为皮下注射，注射部位为上臂、大腿或腹部。推荐剂量为一次140毫克，每2周一次，或一次420毫克，每月一次，均为皮下给药，两种剂量在临床上等效。③冠状动脉扩张剂：心绞痛发作时，可使用血管扩张剂，常用的有硝酸酯类（硝酸甘油、消心痛、速效救心丸等）。如果合并高血压、糖尿病及其他疾病需同时治疗。

（2）介入治疗　即经皮冠状动脉介入治疗(percutaneous coronary intervention，PCI)，过去是通过股动脉或桡动脉放入一根管子，导丝通过血管狭窄部位，通过球囊扩张，解除管腔狭窄；但单纯用这种方法术后的再狭窄率较高，可达到50%，因此现在多采用支架植入（球囊扩张血管后），通常使用的为药物涂层支架，这样可使血管的再狭窄率降低到5%左右；对于一些小血管不能植入支架的或支架内再狭窄的患者，可以采用药物球囊，使药物直接进入血管内膜内，也可以明显降低血管的再狭窄发生；一部分患者由于血管钙化比较重，可以采用旋磨的方法来解除狭窄；近来还有一种激光消融的方法，全称为：准分子激光冠状动脉斑块消融术（excimer laser coronary atherectomy，ELCA）来处理斑块，解除狭窄，临床上也取得了一定程度的进展。

（3）冠状动脉搭桥　冠状动脉搭桥就是利用自身的血管（通常为乳内动脉、下肢静脉、桡动脉），绕过冠状动脉的狭窄部位吻合到血管上，使狭窄远端的血管得到供血。一些血管病变特别复杂的患者，如果用介入治疗，成功率低，花费高，承受较大的手术风险，那么冠状动脉搭桥为首选。乳内动脉桥10年的通畅率大约为90%，因此如果基础条件可以，接受搭桥手术是一个不错的选择。

（4）其他　心脏康复治疗是心血管疾病系统化治疗不可缺少的一个环节，一定要遵循5个处方，即：药物处方，运动处方，心理处方，营养处方，戒烟处方。

杨东伟　李志娟　刘晓

二、冠心病

5. 心肌缺血会引起缺血性心肌病吗?

有些患者得了心绞痛或者心肌梗死,如果不及时治疗,或者不坚持长期规律服药,就会发展成缺血性心肌病。那么,什么是缺血性心肌病呢?

缺血性心肌病是冠心病的一种特殊类型或晚期阶段,是指由冠状动脉粥样硬化引起长期心肌缺血,导致心肌弥漫性纤维化,引起心脏扩大、心力衰竭的临床综合征。

缺血性心肌病患者冠状动脉造影常提示有多支血管发生狭窄,有人统计2支或2支以上冠状动脉有病变的病例占全部统计病例的98%以上,并且均有左前降支受累。胸片可见心影扩大,心脏彩超显示心腔内径扩大,以左心房及左心室扩大为主,室壁呈节段性运动减弱或消失,左心室射血分数明显降低,多数患者伴有二尖瓣反流。

缺血性心肌病早期可表现为劳力性呼吸困难,即活动或劳累后呼吸困难。随着病情发展,可出现夜间阵发性呼吸困难,不能平卧,端坐呼吸,常有倦怠和乏力,晚期同时伴有右心功能不全表现,如颈静脉充盈、下肢水肿、肝大等。听诊肺部可闻及湿啰音,并可闻及第三心音奔马律。

对于缺血性心肌病的治疗,主要是改善心肌供血,长期规律服药。冠状动脉狭窄严重者需要植入支架或者冠状动脉搭桥。对于急性心肌梗死患者,需要尽早开通血管,改善心肌供血,挽救心肌。长期坚持冠心病二级预防治疗,规律服药,定期复查。

李志娟　杨东伟

6. 哪些检查方法能早期发现心绞痛呢?

许多人都会定期到医院进行体检,心电图更是体检的常规项目。但遗憾的是,单纯心电图并不能查出冠心病、心绞痛,除非检查时正发生心绞痛、急性心梗,否则心电图根本看不出异常。

特别注意，筛查冠心病、心绞痛应通过以下三种方式进行。

第一种是运动平板试验（心电图负荷试验），无创，但一般只作为辅助手段，不能确诊冠心病。

第二种是CT血管造影，无创伤，门诊即可检查，但也不能完全确诊，如果有狭窄，仍需进一步查冠状动脉造影。

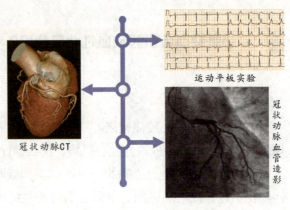

心绞痛的检查方法

第三种是冠状动脉造影，这是诊断冠心病的"金标准"，其清晰度和准确度都很高，能够动态观察冠状动脉的血流情况，并可直接进行介入治疗。

冠心病"偏爱"中老年人，尤其好吸烟、肥胖、高血压、糖尿病、高血脂的人群最易被"盯上"，随着生活方式和饮食习惯的改变，现在冠心病日趋年轻化。

冠心病好发人群满55岁以后（吸烟者提前到50岁）最好筛查一次冠心病，如果没有异常，10年内发生冠心病的概率不高，就没必要每年都查一次。

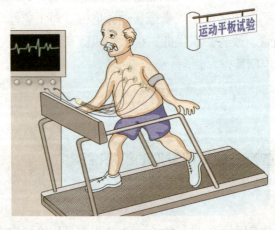

运动平板试验

杨东伟　李志娟　刘晓

二、冠心病

（三）急性心肌梗死

近年来，媒体报道因为急性心肌梗死猝死的中外名人越来越多，如我们熟知的著名演员马季、高秀敏等。心肌梗死在大家眼中似乎是老年疾病，但是年轻化趋势越来越明显。

小阳是被急救车从网吧送到医院的。途中出现心室颤动，电击后神志恢复。小阳是和同伴在网吧彻夜抽烟、网游时于凌晨三点开始胸痛，但是为了打游戏，坚持到凌晨五点，直到同伴发现他趴在桌上大汗淋漓、恶心呕吐，才赶紧呼叫救护车。小阳被诊断为急性广泛前壁心肌梗死，需要急诊做冠状动脉造影！冠状动脉造影显示小阳的左前降支完全闭塞，开通后病情逐渐稳定。

如果说心绞痛是个强盗，那么，冠心病的另一个成员——急性心肌梗死，堪称夺命恶魔。

让我们一起来认识一下这个夺命恶魔吧！

1. 什么是急性心肌梗死？

急性心肌梗死是冠状动脉急性、持续性缺血缺氧所引起的心肌坏死。临床上多有剧烈而持久的胸骨后疼痛，休息及服用硝酸酯类药物不能完全缓解，可并发心律失常、休克或心力衰竭，常可危及生命。

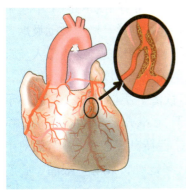

心肌坏死

医学上诊断患者为心肌梗死一般有以下依据：有典型的临床表现，如胸痛或胸部不适持续较长时间，常大于 30 分钟；特征性的心电图改变，心电图呈急性心肌梗死样改变，比如 ST 段呈弓背向上型抬高、出现宽而深的 Q 波和 T 波倒置；实验室检查可发现心肌酶及肌钙蛋白升高。心肌酶及肌钙蛋白检查对判断心肌梗死有一定的价值。

李志娟　贾魁

2. 青年人也会得急性心肌梗死吗？

上文中的小阳是幸运的。尽管得了急性心肌梗死，所幸救治及时，保住了年轻的生命。据北京安贞医院研究显示：对于25～45岁的年轻人来说，一旦发生急性心肌梗死，有超过90%患者在院前猝死。而左前降支近段闭塞或者左主干闭塞的患者病情尤为凶险，很容易导致恶性心律失常、休克、猝死。根据数据统计，青年人急性心肌梗死发病率占全部冠心病患者总数的3%～10%，近年来，发病率有所升高，45岁以下急性心肌梗死患者占全部急性心肌梗死患者的16%。

急性心肌梗死为什么会缠上年轻人呢？这世界上没有无缘无故的爱，也没有无缘无故的恨，更没有无缘无故的病。一些年轻人出门乘车，上下班乘电梯，久坐于电脑前，体力劳动大大减少，高血脂、高血压、糖尿病、肥胖患者越来越多。更有一些年轻人，工作压力大、熬夜、抽烟、暴饮暴食，情绪激动、脾气暴躁，其实上面这些不良的生活习惯就是年轻人出现急性心肌梗死的重要原因。

抽烟，抽掉的是健康！熬夜，熬掉的是生命！对于年轻人，有下面这几种情况必须要提高警惕。①家族中有早发心血管疾病的患者（男性<55岁，女性<65岁）。②有高血压、糖尿病病史。③肥胖、少运动。④高脂血症。⑤吸烟、饮酒。

而年轻人做到下面这几点对预防心肌梗死是非常有帮助的。①早睡早起，劳逸结合，不熬夜、规律作息，保证睡眠。②戒烟并且避免被动吸烟。这是非常重要的一点。③合理饮食。低盐、低脂、低糖饮食，适当摄入鱼肉等蛋白质，多吃蔬菜和水果。④适当运动，避免久坐。建议每周至少5次，每次30分钟的中等强度运动。⑤限酒或者不饮酒。男性每天葡萄酒小于100毫升，或啤酒小于250毫升，或白酒小于50毫升，女性减半。⑥积极控制高血压、高血脂、高血糖等高危因素。⑦保持良好心态，从容面对生活。做到健康生活方式六部曲：限盐、减重、多运动、戒烟、限酒、心态平。

李志娟　杨东伟

二、冠心病

3. 急性心肌梗死发作前有征兆吗？

急性心肌梗死发生前往往都有征兆，主要表现为胸闷或胸痛较之前加重，或起病前 1~2 周出现新发生的心绞痛。

下列情况出现时，应高度怀疑有急性心肌梗死的可能。

（1）运动耐量较前减少　原来就有稳定型或是初发型心绞痛的患者，运动耐量突然下降，稍作劳作就深感疲劳、乏力。

（2）心绞痛发作频率增加　心绞痛发作的次数较以前增多，频率增加，严重程度及持续时间增加；没有明显的诱因而发作，或以往服用硝酸甘油的剂量，再次服用变为无效，疼痛无法缓解。

（3）出现新的症状　当心绞痛发作时，出现一些新的表现，比如恶心、呕吐、出汗，疼痛放射到新的部位，不再局限于左肩，出现心功能不全或心律失常。

（4）心电图检查　心电图检查可出现新的变化，比如 T 波高耸、T 波倒置加深、ST 段一过性明显抬高或压低等。这些先兆症状对及时发现、诊断心肌梗死及早期的治疗有重要意义。

"时间就是心肌，时间就是生命"。对于急性心肌梗死的患者来说，早期的识别与症状发生后的处理都是治疗的关键。在症状发生后，为减少患者的时间耽搁，应采取积极有效的处理措施。

李志娟　杨东伟　刘威

4. 什么原因容易诱发急性心肌梗死？

冠心病的发作常常与季节变化、情绪激动、体力活动增加、饱食、大量吸烟和饮酒等有关。凡是各种能增加心肌耗氧量或诱发冠状动脉痉挛的体力或精神因素，都可能诱发冠心病发作或加重，甚至急性心肌梗死。主要有以下几种情况。

（1）过度劳累　做不能胜任的体力劳动，尤其是负重上楼。过度的体育活动，连续紧张的劳动等，都可使心脏的负担明显加重，导致心肌需氧量突然增加；但是，冠心病患者因冠状动脉硬化、狭窄，不能充分扩张，从而造成心肌短时间内缺血、缺氧；缺血、缺氧又可引起动脉痉挛，反过来加重心肌缺血，严重时可导致急性心肌梗死。

（2）情绪激动　情绪剧烈变化会导致体内肾上腺素、儿茶酚胺分泌增加，诱发冠状动脉痉挛，并且会引起血脂、血压升高，血黏度增加，冠状动脉内斑块破裂，导致心肌缺血、心绞痛发作，甚至急性心肌梗死。据报道，美国有一个州，平均每10场球赛，就有8名观众因情绪剧烈变化而发生急性心肌梗死。

（3）暴饮暴食　不少心肌梗死病例发生于暴饮暴食之后，国内外都有资料说明，周末、节假日急性心肌梗死的发病率较高。进食大量含高脂肪、高热量的食物后，血脂浓度突然升高，导致血液黏稠度增加，血小板聚集性增高。在冠状动脉狭窄的基础上容易形成血栓，引起冠心病发作或加重。

（4）寒冷刺激　突然的寒冷刺激可能导致冠状动脉痉挛，诱发心绞痛发作或加重，如果冠状动脉痉挛，冠状动脉内斑块破裂，甚至会诱发急性心肌梗死。这就是医生们总要叮嘱冠心病患者要十分注意防寒保暖的原因，也是冬春寒冷季节冠心病发病率较高的原因之一。

（5）便秘　便秘在老年人当中十分常见，但其危害性却没得到足够重视。因便秘时用力屏气，导致腹压升高，血压升高，心率增快，心肌耗氧量增加，诱发心绞痛发作甚至急性心肌梗死。所以，这一问题必须引起老年人足够的重视，要注意饮食，保持大便通畅。

李志娟　杨东伟　李治国

5. 得了急性心肌梗死怎么办？

如果既往有心绞痛发作，再次发作时持续时间延长，大于10分钟，舌下含化硝酸甘油不能缓解，同时伴出汗等症状，这时要考虑自己得了"心肌梗

二、冠心病

死",要保持安静状态,不要移动,拨打120电话,告诉急救中心您的具体位置,同时尽可能地打开门,等待120急救人员的到来,随后拨打家属的电话;如果家中有人,则首先告诉家人,让家人帮助拨打120电话,一般来讲,急救人员大约在10分钟内会赶到现场,在这期间可再次给予硝酸甘油等急救药物;如果在室外,一定首先要告诉您的随行朋友,让朋友拨打120电话,就地等待救援;如果是单独活动,那么一定要首先拨打120电话,明确告知发病地点,如果不能确定,可搭载公共交通系统到达最近的医院,乘车后立即告知司机自己可能得了心肌梗死,一般来见,司机比较熟悉地形,会很快地将您带到医院。总之一句话:尽快联系到急救系统。

如果接触到了急救人员,他们会在第一时间对您进行进一步的诊断,除了测量血压、心率外,一般10分钟内要完成心电图检查。如果心电图确诊为急性心肌梗死,会给您服用阿司匹林、替格瑞洛、他汀等药物,之后就会告知您心肌梗死需要急诊手术,需要您或您的家属的签字同意。如果不能取得您的签字,那么您将会被带到急诊科进行进一步的治疗、观察和沟通,如果取得签字,急救人员将启动导管室,直接将您送入导管室进行冠状动脉造影,最终确诊和开通血管。

如果这家医院不具备介入能力,120人员会将您转运到就近具备急诊介入能力的医院,或心梗时间较短,会给您进行溶栓治疗,这是一个非常有效的方法,融化血栓,使血管再通的概率大约为80%。如果心梗在3小时内,溶栓和介入治疗的效果相当。权衡利弊,排除没有禁忌后,一定要及时签署知情同意书。

这个过程非常重要,因为随着梗死的时间的进展,心肌坏死的程度和范围将持续增加。一般来讲,心肌梗死3小时,心肌坏死将达到50%,12小时后心肌坏死将达到80%左右,因此"时间就是生命,时间就是心肌",一定要配合医护人员,尽快开通血管,挽救生命,挽救心肌。总之一句话:全力配合,尽快开通梗死血管。

杨东伟　李志娟　李治国

6. 急性心肌梗死如何防治？

急性心肌梗死是指冠状动脉突然发生完全闭塞或近乎堵塞，血流急剧减少或中断，使相应心肌严重而持久地缺血致心肌坏死，是一种高死亡率、高发病率的心血管疾病。在日常生活中懂得如何防治急性心肌梗死极为重要，那么我们应该做到以下几点。

（1）保持情绪稳定乐观，培养"顺其自然"的态度，遇事不急不躁，劳逸适度，避免因情绪激动诱发心肌缺血。

（2）适度运动勿过劳。

（3）尽量不单独外出，外出时要随身携带应急药（如硝酸甘油片）和写有亲属联系电话及病史简述的标记名片，以便在遇到不测时，利于他人帮助抢救。

（4）戒烟、戒酒，低盐、低脂饮食。

（5）定期查血糖、血脂及血压，这"三血"是冠心病的危险因素，控制以上三项指标在正常范围将可以减少心肌梗死的发生。

（6）冠心病二级预防药物要坚持正规服用，所有急性心肌梗死患者如无禁忌证均需服用阿司匹林、氯吡格雷、他汀类、β受体阻滞剂及血管紧张素转化酶抑制剂（ACEI）类药物。

（7）急性心肌梗死患者出院后，隐患依然存在，一定要克服"万事大吉"的思想，要严格按照医嘱服药和复查。如果再出现胸闷、憋气、心悸、出冷汗等症状时要及时就医，不可掉以轻心。

（8）心脏康复是有必要的，以体力活动为基础的心脏康复治疗可降低心肌梗死患者全因死亡率及再梗发生率，有助于更好地控制危险因素、提高运动耐量及生活质量。

李志娟　杨东伟　李治国

二、冠心病

（四）心肌桥

最近，王阿姨经常感觉到胸前不固定疼痛，到医院做了冠状动脉CT检查，结果显示是冠状动脉心肌桥。王阿姨很疑惑，怎么心脏上还长出桥了呢？什么是心肌桥，又有什么奥秘呢？让我们一起来了解一下这个不一般的"桥"吧！

1. 什么是心肌桥？

心肌桥是一种先天性冠状动脉解剖异常。正常人的冠状动脉主干及其分支走行于心外膜下的脂肪组织中及心外膜下，心脏的收缩对血管不产生挤压。然而，在冠状动脉发育过程中，部分人冠状动脉或其分支的某个节段可被浅层心肌覆盖，在心肌内走行，被心肌覆盖的冠状动脉段称壁冠状动脉，覆盖在冠状动脉上的心肌称为心肌桥。心脏收缩期壁冠状动脉会受压，而舒张期病变段血管完全或部分恢复正常，这种情况被称为"挤奶现象"或收缩期"心肌桥"。严重者可导致这部分血管内血流受阻，且相应灌注部位的心肌缺血。

李志娟　刘庆力

2. 心肌桥有哪些症状及危害？

心肌桥的发病与患者的性别和年龄没有关系，大部分心肌桥患者不引起显著的临床症状，有症状的患者会出现心肌缺血的表现，例如，心绞痛、心肌梗死、房室传导阻滞、心力衰竭及猝死等。其主要危害如下。

（1）心绞痛症状　冠状动脉血流速度的增加和冠状动脉血流储备的降

低，导致心肌缺血阈值下降，引起心绞痛等症状。

（2）冠状动脉粥样硬化　尸检及血管内超声检查发现壁冠状动脉近端血管更易发生动脉粥样硬化。

（3）冠状动脉痉挛　心肌桥患者易出现冠状动脉痉挛，其原因可能与心肌桥血管内皮功能紊乱有关。心肌桥合并冠状动脉痉挛可导致或加重心肌缺血，引起心绞痛等症状。

李志娟

3. 心肌桥需要做那些检查？

目前常规的检查手段为冠状动脉造影（CAG）、冠状动脉CT血管成像（冠状动脉CTA），除了常规检查还有血管内超声（IVUS）、负荷心肌灌注显像等检查手段。那么这些检查各自有哪些特点呢？让我们一一介绍。

（1）冠状动脉造影　相信大家都耳熟能详了，它是最早用于诊断心肌桥的检查方法，也是诊断冠心病的金标准，典型表现为收缩期管腔一过性狭窄征象，可呈串珠状、线条状甚至闭塞样改变，至舒张中晚期管腔恢复正常，为"挤奶现象"。表浅型心肌桥在检查时可能会漏诊，在冠状动脉内注射硝酸甘油，可提高心肌桥检出率。

（2）冠状动脉CTA　是一种无创性检查，可直观地判断冠状动脉与心肌的解剖关系，较冠状动脉造影明显提高了心肌桥的检出率。但冠状动脉CTA也有自己的缺陷，那就是在评估收缩期血管狭窄程度的准确率不及冠状动脉造影。

（3）血管内超声　通过实时横断面成像来显示管腔内及管壁情况，敏感性高，是诊断及评价心肌桥的重要方法。但此检查是有创性的检查，且存在一定的风险，目前难以作为常规检查手段。

（4）负荷心肌灌注显像　其通过检测核素在心肌的分布情况，反映心肌血流灌注，通过评价负荷与静息状态下心肌血流灌注是否有减低或缺损，明确心肌缺血的部位和程度。心肌灌注显像在评价心肌桥所致缺血方面有一

二、冠心病

定的作用，但敏感性不足，有待进一步的研究。

李志娟　程建新

 4. 心肌桥怎么治疗？

心肌桥的治疗原则是减轻心肌桥下壁冠状动脉的压迫，对有症状的心肌桥及心肌桥处有动脉粥样硬化斑块者可采用药物或手术治疗。

（1）药物治疗　β受体阻滞剂、钙通道阻滞剂（如维拉帕米和地尔硫䓬）和抗血小板药物对收缩期壁冠状动脉受压引起的心绞痛有效。

（2）手术治疗　药物治疗难以控制者应行手术治疗。有两种术式即心肌桥切除术及冠状动脉搭桥术。心肌桥切除术适用于表浅型，在常温全麻下找到心肌桥予以切除，彻底解除对冠状动脉的压迫，恢复其远端血流。单纯型心肌桥切除术者很少，往往与冠状动脉搭桥术同时进行。冠状动脉搭桥术适用于纵深型或合并动脉硬化性狭窄者。可在常温全麻下、常温体外循环下或低温体外循环下行冠状动脉搭桥术。移植材料可用自体大隐静脉或乳内动脉。

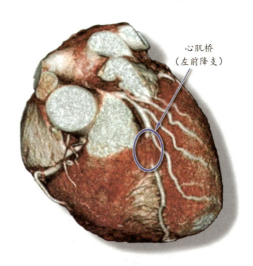

心肌桥

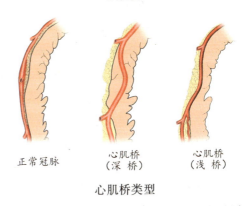

心肌桥类型

李志娟　杨东伟　杨宏辉

（五）冠状动脉支架

一段时间以来，妖魔化心脏支架的谣言满天飞。内容大概是讲"心脏支架是定时炸弹，所以千万不要放支架！"一下子吓得普通大众闻支架色变，也搞得医生和患者之间失去了应有的信任。这些谣言，不但影响了普通大众的正确认知，混淆了是非；而且，最要命的是耽误了高危患者的急诊救治。

那么，心脏支架，到底是定时炸弹吗？让我们来了解一下心脏支架的知识。

1. 什么是冠状动脉支架？冠状动脉支架都有哪些？

冠状动脉支架的产生解决了冠状动脉内球囊扩张成形术后较高的（50%）再狭窄率，1986年Sigwart医师完成了世界上第一例冠状动脉支架植入术，冠状动脉介入治疗进入裸金属支架（bare-metal stent，BMS）时代；2000年左右，药物洗脱支架（drug-eluting stent，DES）进入临床，进一步降低了支架内的再狭窄率，目前为5%左右。总的来说，冠状动脉支架使用的材料有360-L不锈钢、镍钛合金或钴铬等金属合金，制作成圆柱状的空心金属网，然后整合到球囊上，送入冠状动脉狭窄部位，膨胀球囊，释放支架，使支架支撑冠状动脉狭窄部位，恢复血流。经过数十年来的发展，冠状动脉支架经历了以下几个阶段的发展。

第一代金属支架：裸金属支架就是单纯的金属网状管统支架。植入支架后，可刺激血管平滑肌增生，导致支架内再狭窄，发生率高达20%~30%。目前应用较少。

第二代金属支架：药物洗脱支架就是在金属支架的表面通过聚合物涂层把抑制血管平滑肌增生的药物附着在支架上，或通过在金属支架表面形成特殊结构，直接把药物携带在支架上。经过对聚合物涂层的改进和抑制血管平滑肌增生药物的筛选，使金属药物涂层支架的支架内再狭窄率降低到5%左右,是目前临床上应用广泛的支架。

第三代支架:生物可降解支架(bioabsorbable vascular scaffold,BVS)在植入早期可提供与金属支架类似的支撑力,防止血管回缩,也可搭载抗增殖药物抑制平滑肌细胞(smooth muscle cell,SMC)。在植入后期,通过自身降解,BVS可避免DES作为异物所引起的炎症反应,避免晚期血栓事件的发生。大量优点使BVS成了当前替代DES的理想选择。由于材料的局限性,使其在临床应用有一定的局限性,但随着工艺的提升和更加合适的材料发现,这种支架有很好的应用前途。

目前临床采用的金属支架,材料、工艺都非常成熟,都经过了多年的临床验证,因此临床结果没有太大的区别,国产支架和进口支架也没有明显区别,选择支架时,根据病变选择合适直径和长度是最重要的。

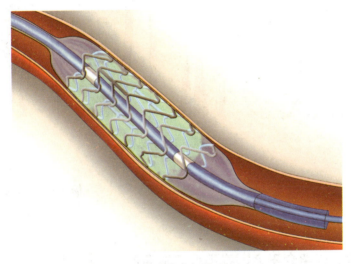

冠状动脉支架植入

杨东伟　李志娟　杨宏辉

2. 冠状动脉支架手术怎么做?

冠状动脉支架手术是个微创手术,是把阻塞的冠状动脉血管重新撑开,恢复正常的血供。首先穿刺血管,最常见的是选择手腕上的桡动脉、肱动脉或者大腿根部的股动脉建立通路,送入鞘管,顺着通路在 X 射线透视下使导丝、导管在血管中前行,到达冠状动脉开口处,通过导管推入造影剂,能清楚地显示冠状动脉血管及病变,用特殊的传送系统将包裹支架的球囊输送到需要植入支架的部位,将球囊充气,将金属支架撑开,撤出导管,结束手术。

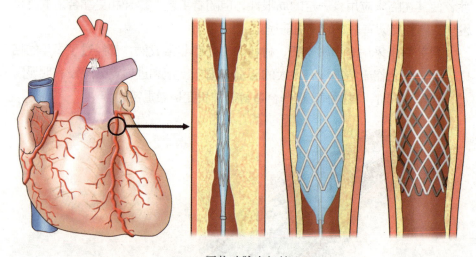

冠状动脉支架植入

杨东伟　杨宏辉　刘晓

3. 放完支架会不会影响正常的生活?

无论是稳定型心绞痛还是不稳定型心绞痛,放完支架患者的症状均能明显改善,只要没有过大范围的心肌梗死,心功能正常的患者可以自由活动,恢复正常人的生活。

术后需要注意三点:规律服药,定期复查,规避危险因素。

(1)规律服药　这是支架术后最重要的关键因素,医生经常交代他们的患者,心脏放了支架,需要按时服用的药物一顿都不能漏掉。为什么?我们知道支架作为金属异物,放置到血管内有致血栓形成的风险,所以支架术

二、冠心病

后两联抗血小板药物是绝对不能私自暂停的，我们遇到过私自停药导致支架内血栓形成从而诱发大面积心梗的病例。此外，对于他汀类药物、β受体阻滞剂等可以改善冠心病预后的药物，都要终身服用，不要私自停药。

（2）定期复查　支架术后定期复查很重要，您的身体对支架的反应怎么样，长期口服药物是否有不良反应，都可以在随访中得到早期诊断与准确调整。

（3）规避危险因素　冠心病是一类动脉粥样硬化性疾病，是一种系统性疾病，而支架治疗仅处理冠状动脉狭窄70%以上的病变，肯定还有许多其他的硬化病变，所以支架术后规避动脉粥样硬化的危险因素显得格外重要。我们有这样的患者，心脏放了一个支架后，胸痛症状明显好转，但回家后依然有吸烟、熬夜、缺乏运动等不良生活方式，随后的3年症状反复，又连续补了2个支架。所以支架只是治标，规避危险因素才是治本。

杨宏辉　李清曼

4. 植入支架后会不会出现不适应的情况？支架能取出来吗？

做了心脏支架手术后，有的患者会问支架植入后是不是一辈子都取不出来了？答案是心脏支架一旦植入身体，是不能够再取出来的。

为什么这么说呢？因为冠状动脉支架一旦植入人体冠状动脉内，心脏血管最内层的内皮细胞就开始了一个生理过程，这个过程被称之为内皮化。

说得通俗一点，内皮化这个过程就是一个支架被血管内皮包绕的过程，一般这个过程大概需要半年的时间。大家想想，一个在血管里被血管内皮包绕的支架，即使是外科手术也是不可能把支架取出来的。

支架取不出来，要是支架再次出现狭窄怎么办？其实，对于冠心病患者的这种顾虑，最好的解决办法就是植入支架的患者一定要术后坚持服药，定期复查，严格改善生活方式，尽量争取不让支架再出问题。如果真的出现了问题，比如说支架内再狭窄发生了，解决办法就可能是再次在原有支架内放支架或者搭桥等，而不是取出支架。

杨宏辉　朱利杰

5. 植入支架后还用吃药吗?

很多冠心病患者会问:"医生,这个药要吃多久呀?""医生,我都放过支架了,如果我没有不舒服的地方,这个药是不是就可以不吃了?"诸如此类的问题。冠心病患者不管是否植入支架,都需要终生服药治疗,用药调整一定要在医生的正确指导下进行。

很多冠心病患者在日常用药中会犯以下错误。

(1)自行停药　发病就用药,病情稍有好转就自行停药。

(2)用药不规律　想得起来就服用,想不起来就不服,出门忘记带药就索性不吃了。

(3)不按规定剂量用药　用药剂量随意,吃几颗完全看心情,随意调整剂量。

(4)不能及时复诊并调整用药　不能按医嘱定期复查并调整剂量,症状加重后不找医生解决。

这些都是对自身健康和生命安全不重视、不负责任的行为,造成治疗效果不佳,或病情加重,严重时会出现急性心肌梗死、急性心力衰竭等不良事件发生,甚至危及生命。

杨宏辉　朱利杰

6. 植入支架后需要定期复查吗?都需要做那些检查?

冠心病患者支架植入术后随访时间:至少术后第1个月、3个月、6个月、9个月、12个月要去找医生复查,监测和复查的内容如下。

(1)血常规　开始1个月左右复查1次,以后根据情况2~3月复查1次。主要观察血小板的数量、白细胞的数量和血红蛋白水平。

(2)肝功能、血脂、血糖　他汀类调脂药有一定的导致肝酶增高风

二、冠心病

险，轻度增高不等于肝脏损伤，不影响继续用药。血脂主要用于观察他汀类药物是否服用到位，一般低密度脂蛋白低于 1.8 毫摩尔 / 升为宜。同时需要检测血糖是否正常。

（3）心电图、心脏彩超 定期复查心电图、心脏彩超，关注心脏情况。

（4）冠状动脉造影 一般没必要常规复查，但如有胸闷、胸痛症状，还是建议复查。支架内病变冠状动脉 CTA 看得不清楚，对支架术后的患者还是建议直接冠状动脉造影。如有不适立即到医院就诊。

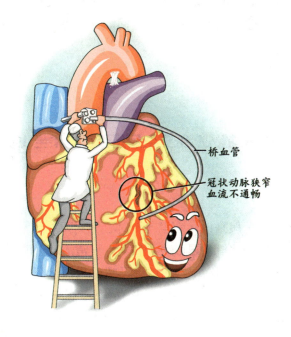

杨宏辉　李清曼

7. 植入支架后为什么心电图还会显示"心肌缺血"呢？

其实心电图显示的"心肌缺血"，在很多情况下是根据心电图 ST 段波形改变做出的诊断，并不代表真正的心肌缺血。ST 段改变可见于多种疾病，很多患者在接受冠状动脉支架手术之前可能已经因为长期的冠状动脉病变而出现了缺血性心肌病。当 ST 段波形抬高或压低基本恒定不变时，它反映的是心肌问题而不是缺血问题。

打个比喻，即使此时给患者换上一套完全正常的冠状动脉系统，因心肌曾经的慢性缺血、坏死、纤维化，造成不可逆损伤，心电图 ST 段仍会是异常的。

另外需要知道的是，做支架不是一劳永逸的，支架相当于是一个"管道工"，而心肌的损伤是不可逆转的，支架术后药物治疗一定要跟上，还应建立科学的生活方式和行为习惯，要想全身畅通，全身的环境都得进行综合治理。

杨宏辉　李清曼

8. 植入心脏支架后是否可以乘坐飞机？

一般来说，乘坐飞机对心脏支架本身无影响。冠心病患者植入支架后是否能坐飞机主要取决于病情。日常活动无明显不适、无心绞痛发作的冠心病患者，是可以坐飞机的。飞机是当前运行速度最快的交通工具，能大大缩短旅途时间，使冠心病患者减少旅途的疲劳。现代科学技术快速发展，飞机上乘坐条件越来越好，飞机舱室内并不缺氧，这一切，对冠心病患者都是有益的。

但并不是所有的冠心病患者都能乘飞机，患有急性心肌梗死及严重心律失常、心力衰竭、频发心绞痛、血压过高的冠心病患者，均不宜乘飞机。

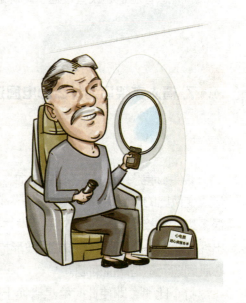

因为空中旅行时的治疗与急救条件毕竟有限，而且飞机起飞与降落时的"离心"感觉，有时会诱使心脏病急性发作。所以，冠心病患者在乘飞机前，最好先到医院进行检查，征求医生的意见。如果冠心病患者病情稳定，各项检查都在正常范围内，是可以坐飞机的。但随身应携带急救药物，以便在心绞痛突然发作时立即进行自我救治。

杨宏辉　李清曼

二、冠心病

9. 植入支架后可以做磁共振检查吗?

随着介入治疗技术普及,心脏支架、颅内支架、大动脉支架、食管胆道支架等各种各样的支架越来越多地出现在临床中,而随之而来的问题是:放了支架后,还能做磁共振吗?

(1)冠状动脉和周围血管支架 冠状动脉和外周血管支架都是用弱磁性或者无磁性材料制作的。无磁性材料是指特殊不锈钢、钛、钛合金、镍钛合金等材料,这也是目前制作支架的主要材料,在磁场中并不会受力,也不会有磁场所致的热效应,因此在植入支架的当时就可以进行磁共振检查。弱磁性材料在磁场中会受力并升温,但是程度十分微小,基本上不会造成任何影响。在研究共识中建议对于弱磁性支架植入患者,在植入6~8周后(新生内膜对支架的固定),进行磁共振检查也是没有问题的。

(2)主动脉支架 大多数的主动脉支架都在说明书上标示了"核磁安全",但也有部分主动脉支架标注了"有条件的安全",因此需要区别对待,不能一概而论。

杨宏辉　李清曼

10. 做过支架植入后,复查都需要做冠状动脉造影检查吗?

是否需要行冠状动脉造影复查需视情况而定。

(1)如果当时血管病变非常简单,只是单支病变,就在一个血管放了1~2个支架,别的血管都还算不错,没有严重的斑块,没有任何症状,也从未间断吃药,那么就可以不复查造影,继续吃药就行。

(2)如果除了支架部位的血管外,别的血管仍有病变,而且病变属于临界病变,或接近临界病变,那么术后1年时,最好复查一下,目的有2个:①看看临界病变是否有进展;②看看支架内是否通畅。

(3)如果冠状动脉属于复杂病变,或分叉病变,或左主干病变,还有放的支架比较多时,那么考虑复查。

(4)如果支架植入后,血流并没有达到理想状态,理论上正常血流是3级,但如果没到3级,那么考虑复查。

(5)如果支架植入术后还有冠心病症状,确诊和缺血有明确的因果关系,那么必须复查。

临床上常常能够碰到复查造影时有的血管越来越好,有的血管狭窄加重,更有血管完全闭塞的。大多数复查越来越好的血管,和患者戒烟、规律服药、健康饮食、适当运动有着直接关系。心脏支架术后需不需要复查,必须结合当时造影情况及患者有没有症状,不能一概而论。

杨宏辉　朱利杰

11. 冠心病患者可以有性生活吗？有哪些需要注意的地方呢？

随着冠心病病情的逐渐好转,尤其是后期恢复阶段,冠心病患者也将逐渐恢复各种日常生活活动,当然也包括夫妻性生活。那么,患者在性生活方面应注意什么问题呢？

首先,我们要知道性生活可使神经兴奋、心率加快、呼吸加快、血压升高、心肌耗氧量增加及肌肉紧张、体力消耗,所以对患有冠心病不稳定型心绞痛、心肌梗死及合并心功能不全的患者来说,是极为不利的。

其次,患过心肌梗死后,部分心肌坏死,心功能下降,性生活引起的精神兴奋会影响梗死后心肌耗氧,甚至影响心电的稳定性。研究发现,心肌梗死后患者进行性生活时,心率峰值为107~118次/分。约有20%有严重心律失常改变,所以心肌梗死后,尤其是大面积梗死伴有心功能不全的患者应该节制性生活。

适当的性生活对冠心病患者仍是必要的。何为适度,因人而异,一般以房事后不觉疲劳为度。同时还要注意以下几点。

(1)在性生活前5~10分钟含服1~2片硝酸甘油片,以防止心绞痛的发作。

(2)在性生活过程中,患者如出现胸闷、气喘、出汗、头晕、心悸等

二、冠心病

症状，应立即停止性生活。

（3）在性生活时尽量采取患者被动，健康人主动的方式，以减缓劳累。

（4）近半年内发生过心肌梗死或近一个月来心绞痛发作频繁的患者，应禁止性生活。

（5）在过饱、情绪激动、疲劳时，应暂时避免性生活，在过冷、过热及不适适宜的环境，也应免性生活。

（6）性生活后注意观察身体异常反应，如异常不适，应尽快去医院就诊。

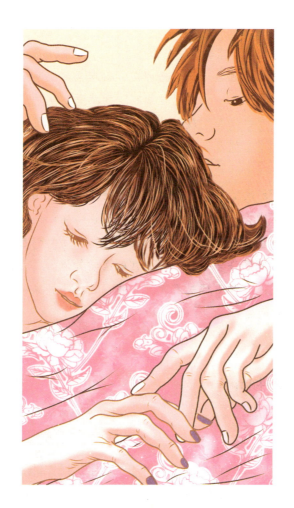

杨宏辉　朱利杰

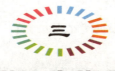

心律失常篇

怦然心动，美妙又忐忑的期待……

曾经的小井在家是独生子，性格内向，心理素质比较差，和漂亮妹子一见钟情，有种"斯人若彩虹，遇上方知有"的感觉。生怕人家不愿意，于是开展猛烈追求，从第一次牵手就激动不已，心如乱兔。每次约会都觉得心脏快要跳出来一样，甚至伴有头晕、出汗。他怀疑自己是心脏病发作，一次约会正好在医院附近，上述症状再次发作，小井赶到医院做了心电图，结果显示"窦性心律 135 次／分"。平时胆小的他看到心电图报告，更加紧张起来，心想这没写正常，也没写不正常，这"窦性心律"到底是怎么回事？于是他向接诊的张医生详细进行了询问。交谈中不仅了解到自己的问题是正常的反应，而且还了解了许多有关心律失常的医学知识。而且，小井他们家发生的一系列心脏问题都和心律失常有关，我们就借小井家的故事和大家聊一聊有关心律失常的问题。

 1. 什么是窦性心律？

心脏的跳动绝对是大自然的鬼斧神工。心脏之所以能不停地跳动，靠的就是窦房结准确地控制心脏跳动的节奏。在运动或激动时能接收信号让心跳加快，在平静时又能让心跳减慢，保证机体所需的同时保障能量的最有效利用。窦房结靠这样的属性，成了心脏的最高领导。在它的指挥下，心脏进行的跳动称为"窦性心律"。

杜优优

2. 窦性心律失常是怎么回事？窦性心动过缓和过速需要治疗吗？

窦房结正常情况下一般按照每分钟 60～100 次的频率发出信号激动心脏跳动。如果心率低于 60 次 / 分，称为窦性心动过缓，超过 100 次 / 分，则称为窦性心动过速。通常情况下，窦性心动过缓 / 过速分为生理性的（正常的）和病理性的（有问题的）两种情况。

一般正常成年人，在休息时往往心率慢，睡眠过程中心率会变得更慢，而在活动、紧张或情绪激动时心率会增快，这和人体自主神经功能调节有关。比如一些运动员在休息时自主神经中迷走神经张力高，这时往往会表现心跳缓慢，少数甚至可慢至 30～40 次 / 分，而当运动或竞技比赛时，自主神经中交感神经会高度兴奋，这时心率会快速增加以满足机体运动或比赛对抗的需要，这些均属于正常情况。

然而有些人，心率缓慢与自主神经功能无太大关系，主要由于自身窦房结出现了病变，这属于病态的窦性心动过缓，往往表现为休息时心率缓慢，活动时心率也不能相应地加快。这类患者有时还会出现心跳停止，轻者感觉眼前发黑，重者还会危及生命。对于这类人群需要积极地查找病因，有些病因去除后心率还能恢复正常，比如合并甲状腺功能低下的患者，而有些则不能恢复。

因此对于多数心电图提示窦性心动过缓，平时无明显不适的人群一般不需要进行特殊治疗。而对于有症状的人群，建议进一步完善动态心电图、甲状腺功能等相关检查，必要时还可以进一步完善窦房结功能测定来评估窦房结功能，判断是否存在病态情况。对于病态的窦性心动过缓，药物治疗通常不能达到根本的治疗效果，往往需要安装人工心脏起搏器。

一般正常成年人，休息时心率通常低于 100 次 / 分，运动、激动或紧张时心率往往会超过 100 次 / 分，这均属于人体正常的调节功能。部分正常人

医生和您说说"心"里话

在体检时往往会伴有紧张,心电图也会表现为窦性心动过速,这种情况无须进行特殊处理。有些人,心率一直偏快,也不存在相应的紧张、激动等情况,针对这类人群,往往需要进一步完善相关检查,寻找原因。常见引起窦性心动过速的原因有贫血、甲亢、肺部疾病、心脏本身疾病等,一般通过针对病因的治疗,心动过速多可得到有效缓解。

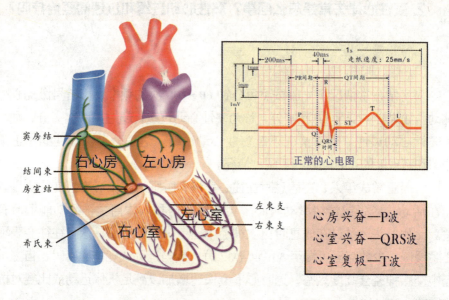

心肌的电信号传导系统与心电图

杜优优

 3. 什么是早搏?早搏有哪些类型?

还是从小井的故事谈起,正像当初张医生送给他的话,他们的爱情是"始于心动,终于白首",两个人感情发展顺利,婚后幸福美满地生活。当小井成了老井之时,他们已经过了心动的年龄,四十多岁的妻子王女士却又发生了不可思议的"心动"感觉。最近一个月工作繁忙,经常加班加点,还常常熬夜,一周来经常感觉心慌,自觉"咯噔"一下,到医院做了体检,医生说是早搏。王女士很紧张,也比较痛苦,很想了解早搏是怎么一回事。

早搏是最常见的心律失常,全称为"过早搏动",医学上称为"期前收缩"。简单理解就是心脏在正常跳动之前提前跳动了一下。产生早搏的原因主要是由窦房结之外的心肌组织发放异常电活动所致,按照起源的位置不同,早搏主要分为房性早搏、室性早搏和交界性早搏,其中室性早搏最常见。顾名思义,房性早搏是由于窦房结之外的心房肌组织产生了异常的电活动所致,室性早搏是由于心室肌组织产生异常电活动所引起,而交界性早搏是由于心房和心室连接处的心肌组织产生异常电活动所引起。

杜优优

 4. 早搏的症状有哪些?什么原因会引起早搏?发现了早搏,需要做哪些检查?

早搏非常常见,每个人一生中基本上都发生过早搏,只不过有些人症状明显,在就医检查时发现,而有些人症状不明显,没有就医,也就没有发现而已。

部分早搏可无明显临床症状,但多数伴有心悸或心跳暂停感。频繁发作的早搏可引起乏力、头晕、咳嗽、胸闷等相关症状。此外,早搏也可诱发或加重原有心脏相关疾病,如诱发或加重心绞痛或心力衰竭。

早搏可发生于正常人,但器质性心脏病患者更易发生。激动、紧张、过度疲劳、消化不良、过量吸烟、大量饮酒或喝浓茶等均可诱发,但也可无明显诱因。此外,部分药物,如洋地黄、奎尼丁,抗肿瘤药物、拟交感神经类药物、环丙烷麻醉药等心肌毒性药物,电解质紊乱(尤其是缺钾)及心脏手术或心导管检查等都可引起早搏。冠心病、瓣膜性心脏病、心肌炎、甲状腺功能亢进性心脏病、二尖瓣脱垂等也常常可引发早搏。

一般来说,有早搏现象的患者往往需要进一步完善动态心电图、心脏彩超等常规检查,根据情况必要时可进一步行冠状动脉造影、冠状动脉CTA或心脏磁共振等检查。

杜优优

5. 早搏有哪些危害？早搏如何进行治疗？

对于早搏的好坏或严重与否，医生主要根据以下两个方面来判断。

（1）早搏是发生在已有心脏疾病基础上还是正常心脏上，如果是前者应引起重视，需要进一步评估相关疾病情况综合判断，以制订治疗方案。如果是后者，则治疗主要以改善症状为主。

（2）早搏引起的直接相关症状的严重程度如何。如症状明显，对患者生活影响大，应积极予以治疗；如症状不明显，也要评估早搏的潜在风险和危害，以综合制订治疗方案。

即使检查出有早搏情况，也不要过度紧张，绝大多数早搏可以通过治疗而好转，甚至部分早搏可以完全治愈。对于所有的早搏患者都要先明确相关病因，针对病因进行治疗。老井妻子近期出现早搏现象主要和她近期过度劳累有关系，注意休息，观察几天再看看，必要时再做进一步的诊疗。

杜优优

6. 室性早搏病因检查有哪些？

老井爱人经过医生的细心解释对早搏也有了初步认识。回去后休息了几天，但仍不见症状有所好转，还时不时觉得心脏"咚咚"跳几下，于是她再次来到医院进一步做了动态心电图检查，结果显示频发室性早搏。医生告诉她还需要进一步进行病因检查，然后根据检查结果制订下一步治疗方案。

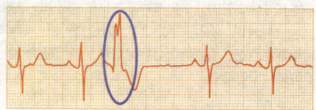

室性早搏心电图

室性早搏病因较为复杂，电解质紊乱、心肌受损、心脏结构功能异常等均可以引起室性早搏。对于早搏患者，除了动态心电图检查外，还需要进一步完善电解质、心肌酶等化验，心脏超声，心脏磁共振等检查，以查找相关病因。此外，少部分早搏还会与其他疾病相关，如反流性食管炎、甲亢、甲减等，因此根据患者具体情况可针对性进行相应检查。

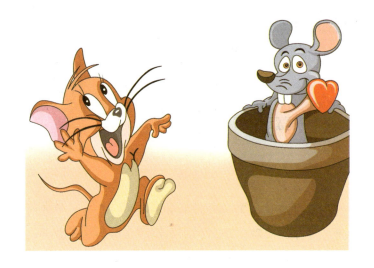

杜优优

7. 室性早搏如何治疗？

（1）室性早搏的治疗原则　首先需要明确相关病因，明确病因后针对病因进行治疗，往往会取得理想的效果。但是，相当一部分室性早搏，查不出相应的病因，这种早搏只能对症治疗。对于早搏数量不多，无明显症状，没有合并相应的器质性心脏疾病的患者，可暂时观察；对于早搏数量多，有明显症状的患者需要积极治疗，尤其是合并有器质性心脏疾病患者。目前室性早搏治疗主要包括抗心律失常药物治疗和射频消融治疗两种方案。

（2）室性早搏的药物治疗　治疗室性早搏的药物主要有：β受体阻滞剂（美托洛尔、比索洛尔等）、美西律、普罗帕酮（心律平）、胺碘酮，以及部分中成药物如稳心颗粒、参松养心胶囊等。

（3）室性早搏的射频消融治疗　除药物治疗外，部分室性早搏还可以通过射频消融进行治疗。目前临床上手术治疗成功率较高的室性早搏有流出道室性早搏、流入道室性早搏，这些部位来源的早搏，消融导管容易到达，易于标测。另外，还有其他部位来源的室性早搏，如乳头肌来源室性早搏，也可考虑行射频消融治疗，但复发率相对较高。除此以外，其他类型的室性早搏如果药物治疗效果差，也可尝试导管消融治疗。

杜优优

8. 什么是心房颤动？

对于目前的老井来说，真是人到中年不容易。已近更年期的老婆刚刚安顿好，老母亲又开始"心动"了，一向能干的井妈妈患高血压，近几个月开始感觉一阵阵的心慌，开始时并没有在意，但最近发作得越发频繁，老井陪着老母亲到医院做检查，心电图报告提示心房颤动，又是"心动"的问题。医生建议住院治疗，但是老太太坚决不同意，在医生劝说无效情况下，开了些药回家了。结果没过一个月，井妈妈突然说话言语不清，腿脚也不听使唤，因此再次来到了医院，经过检查诊断为脑中风，而且医生说是心房颤动引起的。母子两个非常苦恼，也很困惑，想知道为什么心脏病还会引起中风？心房颤动到底是一种什么样的疾病？

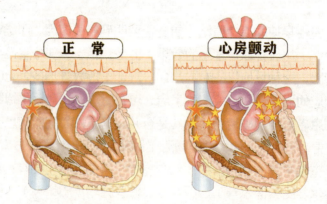

三、心律失常篇

心房颤动简称为房颤，是一种非常常见的心律失常。健康人的心脏跳动节律整齐，由心房里面的窦房结来控制，每分钟60～100次，窦房结激动后传导至心房激动心房，然后再将激动传导至心室从而激动心室，引起心脏的跳动。而房颤时心房出现不规则、紊乱的电活动，心房频率高达350～600次/分，这时心房就表现为高速的颤动，因此称为房颤。我们平时说的心脏跳动主要指心室的跳动，房颤时如果心房激动都传导至心室，则会引起心室一分钟跳动数百次，然而人类心脏根本承受不了每分钟数百次的跳动，机体为了避免该情况的发生，专门给我们设计了过滤保护装置，使心房数百次的激动仅能传导至心室一部分，但是心室跳动的频率仍然可以达到每分钟一两百次，而且节律不规整。

杜优优

9. 房颤病因有哪些？

目前房颤发生的确切机制仍不完全清楚，房颤的发生往往由多种因素、综合病因所致。

（1）临床上可见少部分房颤患者呈家族性发病，这类患者可以查出明确的基因异常。携带该种异常基因的人往往到了一定年龄就会发病。因此，部分房颤可能与基因异常有关系。

（2）一半以上的患者可以找到相关病因，多见于器质性心脏病患者，包括瓣膜性心脏病、高血压、冠心病、肥厚型心肌病、扩张型心肌病及先天性心脏病等，也可见于二尖瓣脱垂、肺心病、心包炎、心脏肿瘤、心力衰竭等。

（3）接近1/3的房颤患者找不到相关的病因，临床检查均正常，这部分房颤被称为"特发性房颤"。

（4）房颤也可见于心胸或其他外科手术后，可能与心肌炎症、水肿及手术刺激有关。

（5）房颤也可见于大量饮酒、急性心肌梗死、甲状腺功能亢进、急性心肌/心包炎等。

（6）房颤可与某些心律失常一同存在，比如预激综合征，此类房颤与预激综合征有一定关系，往往在预激综合征治愈后房颤可能就会消失。

总之，房颤发病机制及病因相对比较复杂，一旦发生房颤，均应积极查找相关病因，针对病因进行治疗。

杜优优

10. 房颤有哪些症状？如何诊断房颤？

房颤相关症状因人而异。有些人可无任何症状，往往在体检或因其他疾病就医时才发现。而绝大多数患者会有不同程度的症状，其强烈程度取决于发作房颤时心跳快慢、自身合并疾病严重程度及患者自身的敏感程度。房颤发作时一般会有以下几种相关症状：①心悸，患者感觉心跳很快，而且不整齐；②胸闷、气短，尤其在活动时可有明显胸闷症状；③乏力，部分房颤患者会有乏力或劳累症状，快走、上楼、干重活时症状更明显；④胸部不适，胸部疼痛、压迫感等；⑤小便增多；⑥头晕，多见于老年人，可表现为头晕、眼花甚至晕倒；⑦合并疾病相关症状加重，如合并冠心病心绞痛，房颤发作时心绞痛会加重，如有心力衰竭，房颤发作时会进一步加重心力衰竭症状。

根据患者的临床症状和体格检查基本上可初步诊断房颤，但确诊还需要心电图检查。部分房颤发作短暂，可进一步完善24小时或长程动态心电图检查来捕获症状发作时的心电图，从而来确诊房颤。

杜优优

11. 房颤有哪些危害？

房颤是一种常见、多发的快速性心律失常，临床危害较大，一旦发现自身有房颤发作,应高度重视,积极治疗。房颤的危害主要有以下几个方面:①容易引起血栓栓塞,这也是房颤危害最严重的一种并发症。有研究显示,在所有脑中风的患者中,1/5以上是由于房颤形成的血栓脱落栓塞脑血管所致。②诱发或者加重心力衰竭,由于房颤发作时心跳非常快,会影响心脏功能,诱发或加重心力衰竭。③心脏增大,长期的房颤会导致心脏扩大,进而引起心力衰竭。

绝大多数心脏疾病通常不会引起中风,但部分心房颤动、心肌病和心肌梗死患者可在心腔里形成血栓,血栓一旦脱落,栓子可顺着血流流动,栓塞相应的组织器官。如栓子脱落至脑部,可引起中风,甚至昏迷、死亡。如果栓子脱落至其他部位也可引起其他部位组织栓塞、坏死。井妈妈此次发病主要是因为得了房颤,心脏里形成的血栓脱落到了大脑,导致了中风。

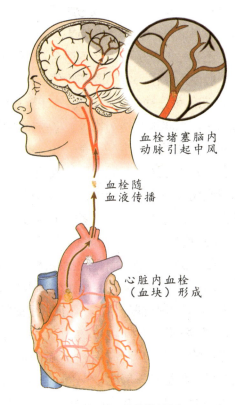

房颤导致脑梗塞的模拟图

杜优优

12. 房颤如何治疗？

房颤是临床常见疾病之一，已经受到该领域专家和学者的高度重视，经过几十年的努力，目前房颤的治疗已取得了长足进步，包括药物治疗及导管消融等非药物治疗。

（1）房颤的药物治疗 房颤的药物治疗包括对引发房颤的原发病药物治疗和针对房颤本身的药物治疗。而针对房颤的药物治疗必须建立在原发病治疗的基础之上。

①药物转复治疗：部分房颤患者可以考虑用药物将房颤转为正常窦性心律，临床上最常用且效果最好的药物是胺碘酮，其次是普罗帕酮（心律平）等。②控制心室率：还有一部分房颤患者不适合进行转复，这时往往需要进行减慢心率治疗。一般使用减慢心室率的药物使心跳控制在休息状态下每分钟70次左右，活动状态下每分钟90～110次。减慢心室率的药物包括：β受体阻滞剂、钙通道阻滞剂和洋地黄类药物等。③抗凝治疗：对于房颤患者来讲，也不是所有人都必须进行抗凝治疗，有一部分血栓风险小的患者可以不使用抗凝药物。为了区分血栓风险高低，目前我们专门制订了相应的预测公式，将患者的具体情况代入公式进行计算，然后再根据计算出的数值来判断每个患者的血栓发生风险，再决定每个患者的抗凝方案。总体来讲，只要年龄在75岁以上的房颤患者，基本都得进行抗凝治疗；女性比男性更易发生血栓；年龄越大越应该服用抗凝药物，而不像我们认为的年龄越大越不需要抗凝以免出血，当然具体抗凝方案还需要专科医生结合每位患者的具体情况，充分评估出血风险后酌情加用抗凝药物。目前常用的抗凝药物有低分子肝素、华法林和新型口服抗凝药物（利伐沙班、达比加群等）。

华法林是一种经典的、临床广泛应用的抗凝药物，可预防房颤患者的血栓形成。服用合适剂量的华法林一般比较安全，但如果剂量不达标，预防血栓效果就差，如果超剂量，则会引起出血。因此，服用华法林期间需要定期复查凝血功能，根据凝血功能中的国际标准化比值（INR）来调整华法林剂量，通常情况INR指标需要达到2～3，但具体指标需要医生结合患者自身情况酌情考虑。

近几年逐渐研发出一些不用监测抗凝指标的新型口服抗凝药物。目前国内主要有利伐沙班、达比加群酯等药物。在预防房颤血栓形成方面都与华法林做了相应对照研究，疗效非常肯定。它们的抗凝效果不差于华法林，而且相关的出血风险明显减少。新型口服抗凝药物使用起来非常方便，而且疗效确切，但是价格相对华法林较贵，患者可根据自身情况酌情选用。

（2）房颤的非药物治疗

1）直流电转复：通过直流电电击的方法，将房颤心律转复为正常的窦性心律。

2）房颤的射频消融术和冷冻消融术：射频消融术是在三维标测系统引导下，送入消融导管至心脏，放电后通过消融导管产生热量，使局部心肌组织发生坏死，通过逐点消融连接成线，将心脏里面的特殊部位（肺静脉等）分隔开来，从而起到阻止房颤发作的目的。而冷冻消融术是将一种特殊球囊送至左心房肺静脉，然后通过低温冷冻方法将肺静脉进行电学上的隔离。这两种方法异曲同工，通过不同能量使局部心肌组织发生坏死，将心房里特殊部位进行隔离，从而起到阻止房颤发作的目的。目前这两种手术技术已非常成熟，通常情况手术需要2小时左右，总体成功率在60%～80%，复发患者还可以进行第2次甚至第3次消融，经过2～3次消融后成功率会更高。目前两种手术策略费用均较高，两种手术各有利弊，冷冻消融只能消融肺静脉口周围，如果需要消融其他部位，仍需射频消融来补救。

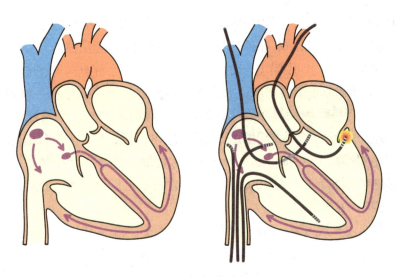

房颤的射频消融术

3）外科迷宫手术：目前专门通过外科迷宫手术来治疗房颤在临床已经很少使用，但是当患者进行心脏外科手术治疗的时候，可以同时行迷宫手术来治疗房颤，部分患者手术有效，但复发率相对较高。

4）左心耳切除术和左心耳封堵术：左心耳是心脏里面一个特殊部位，房颤患者左心耳很容易形成附壁血栓，通过外科手术切除左心耳能大幅减少房颤患者血栓栓塞的发生。和左心耳切除术有异曲同工之处，左心耳封堵术是通过微创介入方法将左心耳进行封堵，同样可以大大减少房颤患者的血栓栓塞风险。

杜优优

13. 哪些房颤患者适合进行射频消融？房颤射频消融术是如何进行的？手术前还需要进一步完善哪些检查？

井妈妈首先尝试药物治疗了一段时间，房颤仍然反复发作，而且持续时间较前延长。为了进一步治疗房颤，经过反复商量，井妈妈决定听从医生的建议，进行射频消融手术治疗。术前医生将房颤射频消融术的注意事项和相关知识向老井和井妈妈做了详细的讲解。

①房颤发作频繁、药物控制不理想的患者，如没有严重的基础心脏疾病，可进行射频消融；②如果有器质性心脏疾病，但无法根治，房颤又会加重患者病情，此时也可以考虑行射频消融治疗；③心脏重构不宜过严重，如心房过大，手术难度就会增加，术后复发可能就越大；④对于持续性房颤患者，也可进行房颤射频消融治疗，但房颤持续时间越长，术后复发率就越高；⑤房颤射频消融手术费用昂贵，需要7～8万元，患者需要有相当的经济实力和医疗保险，最好能保证至少2次手术费用。⑥没有手术禁忌证，如甲亢、酒精或药物等原因诱发的房颤、心房血栓、近期脑梗死、脑出血、急性心梗、感染、发热等。

国内绝大多数患者行房颤射频消融术是在局麻下完成的，部分清醒状态下不能配合的患者也可考虑全麻下进行。手术属于微创介入手术，创伤小，多数患者在导管放电消融时有胸痛症状，术中通常会给予镇痛药物，所以整

三、心律失常篇

体来讲，该手术没有太大痛苦。

射频消融术在导管室实施完成，患者平卧，穿刺部位注射利多卡因进行局部麻醉，然后穿刺双侧股静脉（或颈内静脉、锁骨下静脉等），置入鞘管，经房间隔穿刺后，将导管送入左心房（手术操作的主要部位），经标测、定位然后进行放电消融治疗，手术通常 2 小时左右。术后拔除鞘管，局部加压包扎，卧床 12 小时。整个过程患者通常处于清醒状态，术中医生会根据患者具体情况给予镇静、镇痛药物以减少患者痛苦。目前该技术非常成熟，风险很小。

房颤患者在接受导管射频消融治疗之前需要进一步完善血、尿、粪常规，肝、肾功能，电解质，凝血功能，传染病筛查，心脏彩超，胸片，动态心电图等常规检查；除此以外，还需要完善以下检查：①经食道超声心动图，目的是排除心房血栓。如果发现心房有血栓，则属于射频消融禁忌，需要暂时抗凝治疗，等血栓溶解以后方可进行射频消融术。②左心房 CT 血管成像检查，目的是了解心房－肺静脉解剖结构，供手术参考。此外，也可以观察心房有无血栓情况，部分不能完成经食道超声检查的患者，可通过左心房 CT 血管成像来判断有无血栓。

杜优优

14. 房颤消融术后药物如何服用？术后需要注意哪些事项？房颤复发了该怎么办？

井妈妈顺利完成了房颤射频消融术，出院前医生进一步向她详细讲解了术后服药方法和注意事项。同时也向她讲解了术后房颤还存在复发的可能，如果复发了，下一步需要如何处理。

房颤射频消融术后建议继续服用一段时间抗心律失常药物。一般来讲，术后 3 个月内，消融术对心房造成的损伤可导致心肌组织炎症、水肿，从而引起相应的心律失常。据统计，术后一半以上的患者会出现房性早搏、房速、房扑甚至房颤。再加上房颤所导致的心脏组织结构的改变，在消融术后恢复需要一定时间，在恢复阶段仍然可能会引起包括房颤在内的心律失常，所以在术后短期内仍然建议服用抗心律失常药物，然后根据患者具体的心律恢复情况，再决定是否长期服用。

此外，房颤射频消融术后建议短期内继续服用抗凝药物。术后心房内膜面存在创伤、炎症水肿等情况，使得局部容易形成血栓；再加上房颤转复后心房肌恢复正常的收缩功能需要一定时间，在恢复阶段仍有血栓形成的可能，因此建议射频消融术后患者继续服用 3 个月左右的抗凝药物。

如无特殊情况，术后 24 小时后即可下床活动，尽量避免下肢用力，以免穿刺部位出血。术后 1 周内尽量避免盆浴，可采用淋浴等方法沐浴，以避免穿刺部位感染。术后 3 个月内，由于心房组织往往存在组织水肿、瘢痕修复、结构功能恢复，因此术后早期可能会有心律失常发生，患者会有相应的心悸症状，待心脏组织修复、功能恢复后上述症状有望缓解。

消融术后房颤复发多在 3 个月内，目前国内外关于房颤复发再次消融建议应在 3 个月后进行，这样可以减少 20%~30% 房颤患者的二次消融，这部分患者属于延迟成功（由于心肌炎症、水肿、瘢痕修复、功能恢复等需要一定的时间）。此外，间隔 3 个月，再次消融手术并发症也会大大减少。对于术后发作不频繁的患者，也可以继续尝试药物控制，如效果不佳者再考虑二次行射频消融。

杜优优

15. 什么是室上性心动过速？室上性心动过速如何进行治疗？效果如何？术后需要注意哪些事项？还需要服用哪些药物？

井妈妈同病房还住着 26 岁的小刘，小刘平时经常发作心慌，入院后诊断为"室上性心动过速"，而且平时不发作时心电图也不正常，医生告诉她这在医学上称为"预激综合征"，需要通过射频消融手术进行治疗。但细心的井妈妈却发现小刘的手术似乎和自己的不太一样，她想知道自己的病和小刘的病有什么区别？"室上性心动过速"和"预激综合征"到底是什么病？

室上性心动过速和房颤是完全不同的两种快速性心律失常。室上性心动过速简称为室上速，临床上非常常见，不发作时患者可无任何症状，一旦发作心跳会非常快,通常可以达到160~200次/分,其发作有个特点:突然发作,突然终止。很多患者在就医时会描述:好好的,心脏突然就开始跳快了,有时候憋口气就过来了。当然,也有部分患者发作症状不典型,并没有突发、突止的特点。

人体的心脏分为心房和心室,心房和心室之间正常情况下是绝缘不导电的,两者之间仅有一根类似"电线"的组织相连(医学上称为房室结),可以通过这根"电线"进行电信号的传导。室上速的患者往往因为这一特殊组织中出现了两根甚至三根电线(房室结双径路或多径路),或者在其他部位多长了根 "电线",这样连接心房和心室的"电线"就由一根变为两根或者更多,电信号就会沿着两根"电线"形成的环路进行往复折返激动,心率就会变得非常快。这就是室上速的主要发病机制。

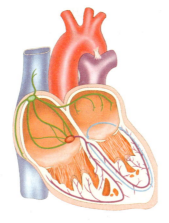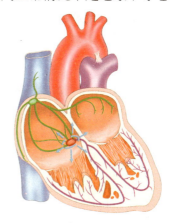

室上速

室上性心动过速药物治疗效果往往不好,目前主要采用射频消融术进行治疗,基本上可以达到根治效果。手术时,需要找到多余的这根"电线",放电烧断后这个病就好了。目前该技术非常成熟,成功率可以达到98%左右,复发率<3%, 手术并发症少,是该病的首选治疗方案。

术后通常需要卧床12~24小时,具体时间根据下肢穿刺血管情况而定,如果仅穿刺静脉, 12小时后即可下床活动,如果穿刺有动脉,应适当延长卧床时间,建议24小时后再下床活动,以免穿刺部位出血。 1周内穿刺部位避免用力、湿水。临床上也遇到过1周后穿刺部位出血的情况,因此如无特殊情况建议术后1~2周内适当休息穿刺肢体,避免过度用力。室上性心动过速射频消融手术成功后不需要服用抗心律失常药物,但如合并有其他相关疾病,继续服用相关药物即可。

杜优优

16. 什么是心脏永久起搏器？

井妈妈的病房隔壁还住着老同事老孙，因为老孙家孩子不在身边，小井就经常跑过来帮忙。老孙最近1个月经常出现头晕、眼前发黑，早上晨练时突然晕倒在地，在路人的帮助下急诊送到了医院。经过检查，医生告诉老孙，他得了"病态窦房结综合征"，心脏间歇出现停跳，药物无法治愈，需要安装心脏永久起搏器。老孙对起搏器一无所知，他想了解一下起搏器的相关知识，于是主治医生向他做了详细的讲解。

人工心脏起搏器主要用于心动过缓患者。通常情况下，由于心跳过缓而伴有相关临床症状的患者都需要安装永久起搏器。常见的如病态窦房结综合征、房室传导阻滞等，患者均可以通过安装永久起搏器来改善症状。其他如间歇性心脏停搏、血管迷走性晕厥、心跳相对缓慢但又需要服用能减慢心率的相关药物等患者均可通过安装起搏器来解决临床问题。

心脏起搏器是一种能按时、按需的发放电脉冲来激动心脏跳动的人工电子装置，通常分为脉冲发生器和起搏电极两部分。脉冲发生器是由电池和闭合的电子回路组成，包裹于密闭的金属机壳内，根据程序设定，能按时、按需地发放电脉冲，通过起搏电极来激动心脏，帮助心脏跳动。其中电极导线由金属电导体和外层包裹的绝缘材料组成，远端与心肌接触，以触发心肌激动，近端连接起搏器的脉冲发生器。近几年，人们又研制了单腔无导线起搏器，但由于该起搏器具有一定的局限性，目前国内临床应用相对较少。

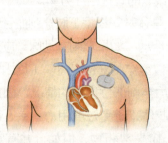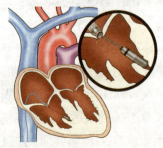

心脏起搏器示意图

杜优优

三、心律失常篇

17. 心脏永久起搏器有哪些类型？心脏永久起搏器植入术是如何进行的？

起搏器目前主要分为单腔起搏器、双腔起搏器、三腔起搏器，以及特殊类型的起搏器。顾名思义，单腔起搏器只能激动单个心腔，脉冲发生器仅连接单个电极导线；双腔起搏器可激动两个心腔，其脉冲发生器分别连接两个电极导线；而三腔起搏器则可以激动三个心腔，脉冲发生器连接三个电极导线。不同种类起搏器适应证不同，需要根据患者具体病情选择合适的起搏器。

起搏器植入手术经过了数十年的创新和发展，目前技术操作已十分成熟，属于介入微创手术，手术操作简单、创伤不大、风险较小。但个别病情危重、心功能差、心肌病变严重患者，手术存在一定难度和风险。国内起搏器安装手术往往在局麻下进行，对切口局部组织进行麻醉即可完成。起搏器通常安装在胸部，在左侧或右侧胸部切开 5 厘米左右长度切口，分离至筋膜层后制作起搏器囊袋，通过穿刺锁骨下静脉或腋静脉将起搏电极送至心腔中，固定于合适部位，然后连接脉冲发生器，随后一并置入囊袋中，分别固定后缝合皮下组织及皮肤，通常 1 周后伤口即可愈合。

杜优优

18. 起搏器术后对日常生活有哪些影响？起搏器术后需要注意哪些事项？心脏永久起搏器可以用一辈子吗？

术后早期患者需要适当活动植入一侧上肢，有利于伤口部位血液循环，促进切口愈合。部分患者由于害怕疼痛或电极脱位，不敢活动上肢，从而造成上肢局部肌肉僵硬、疼痛，以致活动障碍。因此，患者在术后早期就应该进行适当的康复锻炼，一般日常活动不受限制，但尽量避免提重物，以及"拉单杠""拖地""锄地"等类似动作，以免电极磨损。在植入后的恢复过程中，患者需要密切关注起搏器植入部位有无红肿、渗液，囊袋局部有无变红、变黑、变薄等现象发生，一旦出现应立即就医。部分患者植入起搏器后会出现腹部或囊袋局部的跳动，如有该现象可就医调整参数，多可改善。

起搏器工作主要依靠内部的电子元器件，这些电子器件容易受到电磁场的影响，因此需要远离强磁场及强电场，如雷达天线、广播电视发射天线、大型的电机、高压设备、变电站、发电厂限制区域、电锯、除草机、部分磁疗仪、电弧焊接设备、磁共振等。一般家用的电磁炉、移动电话等通常不受明显影响，在使用过程中需要留意是否有特殊不适，一旦有应停止使用。

起搏器植入后可行 X 射线、CT 检查。除部分抗核磁起搏器外，一般普通起搏器不建议行磁共振检查，以免损坏起搏器引起心脏不良事件。如果安装了抗核磁起搏器，在行磁共振检查前需要设置起搏器参数及模式后方可接受磁共振检查。此外，部分植入起搏器患者需要进行某些手术或操作时，如术中需要应用电刀、射频消融治疗仪等应事先征求专业起搏器医生意见，通过调整起搏器工作模式及参数来避免不必要的风险。

最后还有一项非常重要的事项，植入起搏器后需要定期随访，检测起搏器工作是否正常，通常建议术后 3 个月随访 1 次，以后至少每年随访 1~2 次，必要时随时就诊。

永久起搏器并非可以应用一辈子，起搏器电池寿命通常为 5~10 年，目前临床上也有电池容量相对较大的起搏器，可应用 10~15 年。起搏器寿命主要取决于患者对起搏器的依赖程度，使用越多寿命相对越短，使用越少寿命相对越长。

杜优优

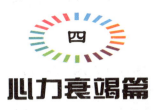

四

心力衰竭篇

"心脏永远是在生命、爱和文化的真正中心。当心脏衰竭了,这是最大的灾难。"这是美国国立卫生研究院(NIH)1999年对心力衰竭所作的广义定义。虽然掺杂了些许人文情怀,但不可否认的是,心脏衰竭确实是灾难。心力衰竭(heart failure,HF),简称心衰,也被比喻作希腊神话中的九头蛇,称作"医学九头蛇",被砍掉1个头后,会很快地再长出1个头来,足见它的凶狠,是难以一举根绝的祸害。心力衰竭是21世纪心血管疾病治疗面临的严峻的挑战之一,其死亡率高于部分恶性肿瘤,对社会造成了巨大的卫生经济负担,但大多数人对心力衰竭的认知度和重视度都不够,本章我们一起来聊聊心力衰竭。

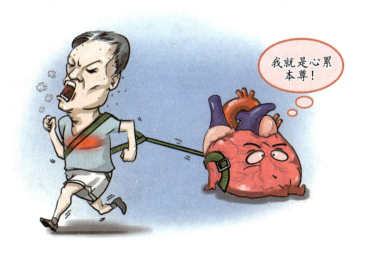

1. 什么是心力衰竭？心力衰竭是怎样发生的？

在解释心力衰竭概念之前，我们寻根问源，先从心脏的功能说起。心脏犹如人体内分秒不息的血泵，通过有规律的收缩，不断把富有营养的血液泵出，通过动脉送达全身各个脏器和组织，供给营养、维持人体健康和生命，再通过静脉回流至心脏。当泵本身故障或老化，导致泵血功能降低，心脏收缩乏力，血液泵出和输送不足，或回心的血量短时间明显增加，使心脏应接不暇，导致静脉系统血液不能回流到心脏，或者向外泵血时阻力过高，影响心脏泵功能，引起心排血量减少，动脉系统血液不能满足身体脏器的灌注，器官、组织血液灌注不足，这就是心力衰竭。

简单地说，心力衰竭就是由于心脏功能异常，不能满足身体各组织器官对于心脏泵血的需求而引起的一系列临床症状。心力衰竭并不是一种独立的心脏疾病，而是各种心脏疾病发展到严重阶段的一组临床综合征。心力衰竭是心脏泵血功能不良的一种状态，这种泵血功能下降导致全身血液不能正常地循环，从而引起液体在体内潴留，不能满足机体器官的需要，进而引起水肿、呼吸困难、疲乏无力等症状。它是一种渐进性疾病，呈进行性发展，常是各种心脏病变的终末阶段，为大多数心血管疾病的最终归宿，也是患者最主要的死亡原因。

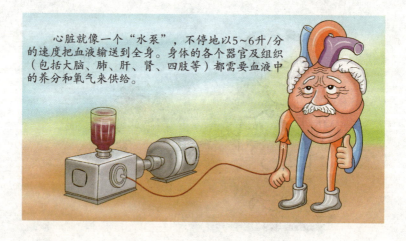

心脏就像一个"水泵"，不停地以5~6升/分的速度把血液输送到全身。身体的各个器官及组织（包括大脑、肺、肝、肾、四肢等）都需要血液中的养分和氧气来供给。

刘慧

四、心力衰竭篇

2. 心力衰竭对健康和生命的危害有多大？心力衰竭的发病率高吗？

现在大家的健康意识逐渐增强，尤其是对心脏的呵护，但是大家更多地是关注高血压、冠心病等慢性疾病，对心力衰竭了解的并不多。其实，心力衰竭是一种非常可怕的心血管疾病，表现出发病率和患病率高、致死率和致残率高、医疗花费高的特点，是严重危害人类健康的重大社会问题。据美国等发达国家调查，65～85岁男性，年龄每增加10岁，心力衰竭发病率增加1倍，而75～84岁女性人群的心力衰竭发病率是65～74岁女性的3倍左右。我国相关研究表明，心力衰竭的患病率在0.9%，近年来心力衰竭发病率有所上升，患者5年内的生存率约为50%，与消化道肿瘤、乳腺癌等恶性肿瘤相当。

心力衰竭疾病是21世纪心血管疾病防治工作面临的严重挑战之一，是一个严重的全球性公众健康问题，是大部分心血管疾病发展的最终阶段，发病率高，危害性大，预后差。

心力衰竭是一种进展性疾病。随着疾病的发展，临床症状会不断加重，甚至影响生命。心力衰竭会直接影响患者的社交、限制日常活动，还会带来抑郁、焦虑等负面情绪，心力衰竭会给自己、家庭和社会带来严重的经济负担，心力衰竭患者可能需要经常住院，严重影响着患者及家属的生活质量。

刘慧

3. 哪些病会引起心力衰竭？诱发心力衰竭的因素有哪些？

许多患者第一次发现心力衰竭是从一场"感冒"引起的，所以就感到自己很倒霉，一个简单的感冒就诱发心力衰竭，而其他人经常感冒也不会心力衰竭。其实这类患者肯定还是有心脏基础疾病的原因，许多疾病都会引起心力衰竭，目前我国最多引发心力衰竭的心脏疾病是冠心病，最新数据显示达

医生和您说说"心"里话

到70%~80%，而这其中心肌梗死发生率超过60%，这些患者的高血压、糖尿病的发生率也达到60%及40%以上，这些因素都会造成心脏供应血管的狭窄和闭塞，造成心肌的损伤而导致心力衰竭。引起心力衰竭的常见原因还包括各种原因的心肌病、瓣膜性心脏病、先天性心脏病和慢性呼吸系统疾病导致的肺心病。除了这些常见的心脏疾病和肺部疾病，一些会累及全身的结缔组织疾病、血液系统疾病、使用过对心脏有毒性作用的药物（比如阿霉素等化疗药、可卡因等毒品），以及人类免疫缺陷病毒（human immuno deficiency virus，HIV）感染等也可能引起心力衰竭。

以上疾病在有些诱因下就会出现心力衰竭，常见的如下。

（1）感染因素。冬季天气寒冷，空气质量差，容易感冒并导致肺部感染，加重心脏的负担，这是诱发心力衰竭的一个重要因素。

（2）心肌缺血加重。原发病没有及时有效治疗，导致心肌缺血加重诱发心力衰竭。

（3）过度劳累。尽管心力衰竭在老年人群中发病率较高，但近年来也有不少年轻人由于繁重的工作压力、不良的饮食起居习惯而诱发。

（4）情绪激动，应激等。

（5）患者依从性不佳。除了冬季，节假日也是发病率大幅上升的一个时间段，因为很多患者没有管住嘴，进食了大油大盐食物，导致疾病复发。

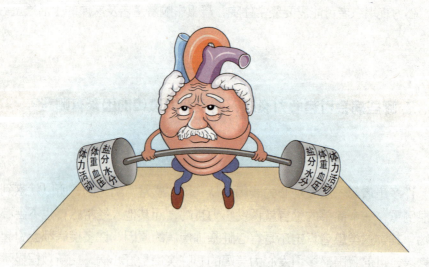

刘慧

四、心力衰竭篇

4. 心力衰竭典型的症状有哪些?

许多有心脏病的病友及家属询问,出现哪些症状就很可能是发生心力衰竭了呢?若出现以下症状应到医院进一步诊治,以免延误病情。

(1)劳力性呼吸困难 心脏病患者典型的心力衰竭表现是劳力性呼吸困难,比如平时您走100米没有什么不舒服,不气短、不心慌,而最近一段时间活动50米后就出现喘不上气或者心跳加速,活动能力明显下降,这可能提示您出现心力衰竭症状了。

(2)夜间阵发性呼吸困难 心脏病患者某一段时间在夜间睡梦中突然出现憋气、憋醒症状,有时候出现咳嗽,咳非常少的清痰,需要坐起来才能感觉舒服,白天可能没有什么症状,一到晚上就发病。或者最近一段时间睡觉时把枕头垫得很高,才能感觉舒服,这都是心力衰竭的典型表现。

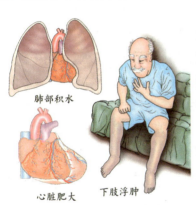
肺部积水
心脏肥大 下肢浮肿

(3)食欲减退、餐后腹部撑胀 右心功能不好时,会出现胃肠道淤血,引起消化不良,食欲减退。如果心脏病患者最近一段时间感觉疲乏、食欲减退、吃不下饭,很可能是右心功能出现了下降,应及时诊治。

(4)双下肢水肿 心脏病患者如果出现了双下肢凹陷性水肿,就是一按一个坑,早晨轻、晚上重,很可能是出现了右心力衰竭,应到医院做一些相关检查。

刘慧

5. 如何早期发现心力衰竭?

心力衰竭发生发展是一个慢性累积加重的过程,心功能从代偿期到失代偿期会持续相当长时间，即使在失代偿期患者也可长期没有症状，或症状不明显，这就使得心力衰竭患者在早期未能引起重视，甚至出现漏诊、误诊，从而延误和错过最佳治疗时机。部分患者发展到严重的心力衰竭，才被确诊和治疗，这不仅给临床治疗增加了风险和难度，更重要的是患者的心脏功能永久性受损，难以再恢复到较好的水平，患者生活质量下降，经济和社会负担增加。早期发现潜在的心力衰竭和心力衰竭患者，早干预、早治疗，预防心力衰竭的发生和发展，对延缓心力衰竭终末期的到来，有十分重要的意义。心力衰竭早期就有一些症状，如果及时就医预后会有很大不同，但是都被患者忽略了，怎样早期从一些蛛丝马迹中发现心力衰竭对治疗非常重要。心力衰竭的早期症状如下。

（1）疲乏无力　乏力是心力衰竭的早期信号。许多心力衰竭患者都会在发病早期出现全身乏力、少气懒言等症状，甚至活动耐力下降，轻微的劳动或者上下楼梯时，就容易发生呼吸困难、气喘吁吁、心慌胸闷。

（2）咳嗽、气促，夜间胸闷、胸痛　频繁干咳，睡眠过程中出现气促。患者夜间睡眠时需要垫高枕头，平卧后就会出现咳嗽、气促，并常在睡眠时憋醒，需坐起来喘息一阵才能逐渐缓解，或者身体无故出现咳嗽、心慌、憋气等症状。这些往往是左心力衰竭的症状。

（3）食欲减退　纳差、腹胀、厌食等似胃肠炎的症状，其实引发这些消化系统症状的罪魁祸首很有可能也是心力衰竭。右心力衰竭可以导致内脏淤血，引发食欲减退、腹胀、恶心、呕吐等症状。

（4）尿少、浮肿　尿少、双脚或双小腿水肿等类似肾脏疾病现象，且在劳累后加重，是心力衰竭发生的一个重要信号。心力衰竭患者由于心排血量降低，体循环淤血，有效循环血量减少，肾血流不足，而导致24小时总尿量减少。

（5）夜尿频多　有冠心病、隐性心力衰竭者，在夜间平卧休息时，因心脏负荷相对减轻，心排血量增加，肾灌注血量增加，夜尿也会明显增多。

（6）情绪或精神异常　这一类症状多出现在老年心力衰竭患者身上，是老年人心力衰竭需要警惕的一大信号，往往表现为头晕、失眠、烦躁不安、无法正常的睡眠、幻觉、谵妄、反应迟钝、淡漠、嗜睡或易醒、意识不清甚至昏迷等。

（7）脉搏加快或不规则　稍加活动脉率即超过100次/分，或有心律失常。

四、心力衰竭篇

有心脏疾患者如发现上述不适，建议您尽早到正规医院进行心脏专科检查，以早期诊断和治疗，切不可认为挺一挺就过去了。

刘慧

6. 心力衰竭患者需要做哪些检查？

心力衰竭患者非常想知道通过哪些检查可以知道自己心力衰竭到哪种程度了，其实，并不是越贵的检查越重要，医生会根据情况安排您进行如下检查。

（1）实验室检查　血常规、血糖、血脂、肝功能、肾功能、甲状腺功能、电解质。

（2）脑利尿钠肽（BNP）或脑利尿钠肽前体（NT-proBNP）检测　脑利尿钠肽检测推荐用于心力衰竭筛查、诊断和鉴别诊断、病情严重程度及预后评估。出院前的脑利尿钠肽检测有助于评估心力衰竭患者出院后的心血管事件风险，经住院治疗后脑利尿钠肽水平无下降的心力衰竭患者预后差。NT-proBNP的阴性预测值很高，就是说NT-proBNP在正常范围，那么基本可以排除心力衰竭的可能性。

（3）心电图（electrocardiogram，ECG）　了解心脏的电活动情况，明确是否有心律失常或者是否既往发生过心肌梗死，这些都是导致心力衰竭发生的因素。必要时动态心电图可以评估心律失常的情况。

（4）胸部X射线片　胸片一方面可以大致看到心脏的大小和形状，另一方面可以看出肺里是不是有严重的淤血，这是心力衰竭很重要的一项表现，但这也是心力衰竭常常被误诊的一个可能。如果医生没有想到心力衰竭的可能性，就可能会把胸片的肺淤血表现误认为是"肺炎"来进行治疗，这也是不少心力衰竭患者在确诊前遭遇的状况。

（5）心脏超声　通过超声探查心脏的心腔大小、血流速度等参数，可以直观地反映心脏的泵血功能，因此超声心动图是诊断心力衰竭最重要的检查。在这个检查中有一个反映心功能的最主要的参数，称为射血分数（ejection fraction，EF），是代表心脏泵血功能的参数；医生们也根据这项参数是否比正常值低，把心力衰竭分为射血分数下降的心力衰竭

（HFrEF）和射血分数保留的心力衰竭（HFpEF）。所以，如果您被诊断了心力衰竭，一定要记住射血分数这个数值，对于医生来说，这个数值就和高血压患者血压值一样重要。

（6）心脏核磁共振（CMR） 可广泛和重复分析心脏解剖和功能，还能评估左心室和右心室的容量和重量、心脏全体和局部区域的功能、心肌厚度和心瓣膜的解剖等，有助于为心力衰竭病因诊断提供线索。

（7）冠状动脉CT或造影 检查是否存在心肌缺血的心力衰竭患者。

（8）心肌损伤标志物 心肌肌钙蛋白（cTn）可用于诊断原发病如急性心肌梗死（acute myocardial infarction，AMI）。

（9）核素心腔造影及核素心肌灌注和（或）代谢显像 可以评估心肌缺血和心肌存活情况。

（10）负荷试验 心肺运动试验和6分钟步行试验，医生会嘱咐您以走或者踏车的形式完成心电图或其他心脏检查。体力活动可使心脏泵血更加用力并增加心脏的需血量。这个检查帮助医生观察您的心脏在负荷下是否能够得到足够的血流量。可以评估患者的运动耐力及量化运动能力，指导优化运动处方，鉴别诊断原因不明的呼吸困难。

刘慧

7. 如何判断心力衰竭严重程度？

患者虽然不懂医学，但是也很想知道自己的心力衰竭到了哪种程度或者能恢复到哪种程度。医生的病历中也会描述心脏功能的等级，心脏功能等级越高，提示患者心脏功能受损越严重。

目前临床上最常用的是根据患者的运动耐量进行分级——美国纽约心脏病学会（NYHA）的心功能分级方法，其优点是简易、无创、可重复，从而被广泛沿用至今。但是存在着很大的个人主观性，在客观性、准确性上存在一定的缺陷。

Ⅰ级：患者有心脏病，但日常活动量不受限制。一般体力活动不引起过度疲劳、心悸、气喘或心绞痛。

Ⅱ级：心脏病患者的体力活动受到轻度的限制，休息时无自觉症状，但

四、心力衰竭篇

平时一般活动下可出现疲劳、心悸、气喘或心绞痛。

Ⅲ级：心脏病患者体力活动明显受限制。小于平时一般体力活动即可引起过度疲劳、心悸、气喘或心绞痛。

Ⅳ级：心脏病患者不能从事任何体力活动，休息状态下也出现心力衰竭症状，体力活动后加重。

对于急性心梗患者的心功能评定，推荐采用 Killip 分级法，分为以下四级。

Ⅰ级：无心力衰竭，没有心功能不全的临床表现。

Ⅱ级：有心力衰竭，肺部啰音范围 <50% 肺野，出现第三心音，静脉压升高。

Ⅲ级：严重心力衰竭，肺部啰音范围 >50% 肺野。

Ⅳ级：心源性休克，低血压、外周血管收缩的表现，如少尿、发绀和出汗。

而 NYHA 分级适用于非急性心梗原因引起的心力衰竭。

刘慧

8. 心力衰竭有哪些治疗措施？

心力衰竭是一种慢性疾病，需要长期治疗，很多患者想了解都有哪些治疗方法和手段，以便自己和家人更加科学地认识该疾病。

（1）一般治疗

1）去除诱发因素：感染、心律失常、缺血、电解质紊乱和酸碱失衡、贫血、肾功能损害、过量摄盐、过度静脉补液及应用损害心肌或心功能的药物等。

2）调整生活方式：心力衰竭患者宜限钠，低脂饮食，戒烟，肥胖患者应减轻体重。严重心力衰竭伴明显消瘦应给予营养支持。卧床患者需多做被动运动以预防深部静脉血栓形成。临床情况改善后，在不引起症状的前提下，应鼓励患者进行运动训练或规律的体力活动。综合性情感干预（包括心理疏导）可改善心功能，必要时酌情应用抗焦虑或抗抑郁药物。

（2）药物治疗

1）缓解心力衰竭症状的药物：

*利尿剂：心力衰竭的患者，静脉系统血液瘀滞引起呼吸困难、下肢水肿等症状，医生们就用利尿剂排出一部分血液内的水分，让水分变少一些，心脏的负担就轻一些，呼吸困难、下肢水肿的症状就会减轻一些。心力衰竭患者常用的利尿剂包括氢氯噻嗪、呋塞米、托拉塞米、布美他尼等。利尿剂的工作原理是通过增加尿液中的离子浓度，从而使更多的水同时经尿排出；利尿剂的剂量会根据患者的症状轻重程度来调整。对于一些症状比较重的心力衰竭患者，如果需要长期口服利尿剂，就会同时丢失比较多的钾离子、钠离子、镁离子，引起血液中的相应离子浓度降低，影响正常的器官功能。所以，对于长期口服利尿剂的患者，需要定期监测血液中的电解质浓度，必要时需要口服药物来补充必要的离子。

*强心剂：听这个名字，大家就知道这一定是针对"心力衰竭"的药物。的确，有一大类称为"洋地黄类"的强心药，在过去的一百多年中，一直是心力衰竭治疗的实力担当，包括口服的地高辛、静脉用的西地兰等。这类药物能够直接增加心肌的收缩力，有效改善心力衰竭的症状。但是在越来越多的临床研究中发现，洋地黄类药物的不良反应也是不小的，其中毒剂量和治疗剂量也很接近，所以，在现在的心力衰竭治疗中，洋地黄类药物已经处于非常辅助的地位，给予小剂量的使用，并且也有一定条件的限制，而不会作为心力衰竭治疗的主力阵容。

2）改善心力衰竭预后的药物："黄金三角"是射血分数减低的心力衰竭治疗的核心药物，临床研究的数据显示，这些药物能够一定程度减慢甚至逆转心力衰竭的进展，减慢射血分数下降的速度，降低患者猝死的风险，使心力衰竭患者的生存期延长。因此也被称为"改善心力衰竭预后"的药物。

*血管紧张素转换酶抑制剂（ACEI）/血管紧张素受体拮抗剂（ARB）：ACEI/ARB是降压药里面很重要的一大类，药物名称为"××普利"或"××沙坦"。它是医生们在众多心力衰竭的临床研究中发现的第一个能够降低心力衰竭患者死亡率的药物。它通过抑制肾脏的一系列内分泌机制，可以减少体内对心脏有毒害作用的物质，减少心肌细胞的损伤，医生们把这个过程称为"逆转心肌重构"，从而达到保存心功能的目的。

在一些还没有发生心力衰竭的心脏病患者中，普利/沙坦类药物还有预防心力衰竭发生的作用，所以对于急性心肌梗死、部分瓣膜性心脏病、先天性心脏病等一些很容易发生心力衰竭的心脏疾病中，普利/沙坦类药物的治

四、心力衰竭篇

疗也是必不可少的。所以，对于不少心力衰竭的患者，或者有潜在心力衰竭风险的患者，即使血压不高甚至血压偏低，医生仍旧会应用普利/沙坦类药物。医生使用的是这类药物"逆转心肌重构"的作用。

血管紧张素受体脑啡肽酶抑制剂（ARNI），是脑啡肽酶的抑制剂与沙坦类药物的复合制剂，它能抑制脑啡肽酶，使得脑啡肽酶所降解的肽类物质在体内的浓度增加，这些肽类物质有利于心力衰竭的治疗。而沙库巴曲缬沙坦里面的缬沙坦也同样能够对心力衰竭产生正性的作用，能够治疗心力衰竭，所以沙库巴曲缬沙坦具有双重的抗心力衰竭作用。

普利类、沙坦类和血管紧张素受体脑啡肽酶抑制剂只能选择一种。

* β受体阻滞剂：β受体阻滞剂也是一类降压药，药品的化学名称一般为"××洛尔"。它降低血压的机制就在于使心肌收缩的力量减弱，心率变慢。说到这里，有人可能要疑惑了，心力衰竭本身就是心肌收缩力量不足的情况，再用药物让这个力量变得更弱，不是会加重病情了嘛？的确，最开始医生们也是这样认为的，所以β受体阻滞剂在很长一段时间内，都被医生当作是心力衰竭的禁忌用药。但后来，医生们逐渐发现，在心力衰竭的慢性维持阶段，β受体阻滞剂这种让心肌收缩力量减弱的作用，正好可以促进心肌细胞休息，并且可以让心电活动更稳定，降低心力衰竭患者发生严重心律失常和猝死的风险。因此，β受体阻滞剂成为第二个可以降低心力衰竭患者死亡率，降低患者猝死风险的药物。

*醛固酮受体拮抗剂（MRA）：目前国内最常用的醛固酮受体拮抗剂是螺内酯。医生们逐渐观察到长期应用普利/沙坦类药物后，效果会逐渐减弱。经过一系列的研究，这种效果的减弱被发现与"醛固酮逃逸现象"有关，醛固酮受体拮抗剂正好可以解决"醛固酮逃逸现象"。因此，在普利/沙坦类药物和β受体阻滞剂联用的基础上，对于病情仍旧比较严重的心力衰竭患者，螺内酯成为第三个能够"改善心力衰竭预后"的药物。

（3）非药物治疗　心脏再同步治疗(CRT)、埋藏式心脏复律除颤器(ICD)、心力衰竭的心脏机械辅助装置治疗（LVAD）等心力衰竭的一些非药物治疗的有效性给心力衰竭患者带来了转机，非药物治疗方法也已广泛应用于心力衰竭。

刘慧

9. 左心力衰竭和右心力衰竭有什么不同？

左心功能衰竭导致的是心肌收缩力明显降低、心脏负荷加重，造成心排血量下降、肺循环压力升高、周围循环阻力增加，从而引起肺循环充血，出现急性肺淤血、肺水肿，以及组织器官灌注不足等一系列临床表现的综合征。当左心室功能减退时，血液就射不出去，在左心室、左心房、肺静脉囤积了大量的血液，血液一旦多了，压力就变大，肺静脉压力升高，肺毛细血管压也就升高，压力高后血液中的水分就渗到肺泡、肺间质了，肺泡、肺间质里面灌了水，气体不能交换，就出现呼吸困难，甚至肺水肿。肺泡内灌了水，所以可以闻及湿啰音，肺泡表面的毛细血管压力高，血液就可能被压出来了，轻则痰中带血（粉红泡沫痰）重则大咯血。另外，由于左心力衰竭，泵到主动脉的血液少了，全身组织器官就会灌注不足，组织器官缺血缺氧，交感神经就会兴奋，心率就会增快。

右心力衰竭是指任何原因导致的以右心室收缩和（或）舒张功能障碍为主，不足以提供机体所需心输出量时出现的临床综合征。其病因包括伴有右心室受累的原发性心肌病、右心室心肌缺血和梗死、各种引起右心室容量负荷增加的及压力负荷增加的疾病。

右心力衰竭临床主要表现为体循环静脉淤血和右心排血量减少的症状和体征。胃肠道和肝脏淤血可引起上腹饱胀、食欲减退、恶心、呕吐及便秘等症状。长期肝淤血可以引起黄疸、心源性肝硬化的相应表现。水肿表现突出，先有皮下组织水分积聚，体重增加，到一定程度后才出现凹陷性水肿，常为对称性。有时会有胸水和腹水，系体静脉压力增高所致。

刘慧

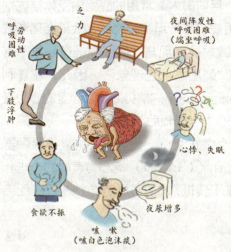

心力衰竭的表现

四、心力衰竭篇

10. 收缩性心力衰竭和舒张性心力衰竭有什么不同？

收缩性心力衰竭和舒张性心力衰竭医学上称为左室射血分数降低的心力衰竭和左室射血分数保留的心力衰竭。收缩性心力衰竭一般左室射血分数（left ventricular ejection fraction，LVEF）≤40%，舒张性心力衰竭LVEF≥50%，收缩性心力衰竭可以理解为心肌没有力气，不能把血液泵出去而引起心力衰竭，导致心排血量下降和循环淤血，比如心肌病、心肌梗死等。

舒张性心力衰竭可以理解为心肌很僵硬，没有弹性，不能很好地放松，所以泵出去的血液也满足不了循环的需要而引起心力衰竭，常见于老年、肥胖、高血压、冠心病、糖尿病、缩窄性心包炎等。舒张性心力衰竭的临床表现与收缩性心力衰竭近似，主要为肺循环淤血和体循环淤血的症状和体征，可出现劳力性呼吸困难、夜间阵发性呼吸困难、端坐呼吸、颈静脉怒张、尿少、肝大、双下肢水肿等表现。X射线胸片可发现肺淤血甚至肺水肿的征象，超声心动图是最简单的无创检测方法，对评价舒张功能障碍最有价值。BNP或NT-proBNP的测定对于左室大小和LVEF正常的呼吸困难患者有重要的鉴别诊断价值，其升高支持舒张性心力衰竭的诊断。

在临床实践中因心室舒张功能障碍所导致的心力衰竭占患者总数的50%左右，其预后与收缩性心力衰竭相似，但猝死的发生率更高，因此应充分重视舒张性心力衰竭的诊断与治疗。在舒张性心力衰竭的防治策略中更应该重视"源头干预"与"上游防治"。高血压是导致左室舒张功能异常的最常见原因，其次为肥胖与糖尿病。在患者尚未发生心脏功能异常的阶段，及时有效地控制相关危险因素将有助于最大程度地避免或延缓左室舒张功能障碍的发生。

刘慧

11. 急性心力衰竭是怎么回事？

许多心力衰竭患者都有过急性左心力衰竭发作到急诊抢救的不堪回首经历，自己的痛苦和医务人员惊心动魄的抢救场面一辈子都难以忘记。

急性心力衰竭是指心力衰竭症状和体征迅速发生或恶化。急性心力衰竭是由多种病因引起的急性临床综合征，分急性左心力衰竭和急性右心力衰竭。急性左心力衰竭指急性发作或加重的左心功能异常所致的心肌收缩力明显降低，造成急性心排血量降低、肺循环压力突然升高、周围循环阻力增加，引起肺循环充血从而出现急性肺淤血、肺水肿，以及伴组织器官灌注不足的一种临床综合征。急性右心力衰竭指某些原因使右心室心肌收缩力急剧下降或右心室的前后负荷突然加重，从而引起右心排血量急剧减低的临床综合征。

急性心力衰竭常危及生命，需立即进行医疗干预，通常需要紧急入院。大部分为原有慢性心力衰竭的急性加重，即急性失代偿性心力衰竭。急性心力衰竭预后很差，住院病死率为 3%，6 个月的再住院率约 50%，5 年病死率高达 60%。

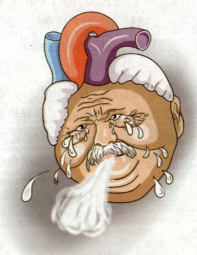

刘慧

四、心力衰竭篇

12. 急性心力衰竭发生的原因有哪些？诱发因素有哪些？

（1）急性心力衰竭的病因　急性心力衰竭一部分为新发心力衰竭，大部分则为原有慢性心力衰竭的急性加重，即急性失代偿性心力衰竭。

新发心力衰竭的常见病因为：①急性冠状动脉综合征、重症心肌炎、心肌病等疾病所导致的急性心肌坏死和（或）损伤。②急性瓣膜功能障碍、高血压危象、心脏压塞、严重心律失常等疾病所导致的急性血流动力学障碍。

慢性心力衰竭急性失代偿常见的原因有：①血压显著升高；②急性冠脉综合征；③心律失常；④感染；⑤治疗依从性差；⑥急性肺栓塞；⑦贫血；⑧围手术期；⑨肾功能恶化；⑩甲状腺功能异常；⑪药物（如非甾体抗炎药、皮质激素、负性肌力药物）等。

（2）急性心力衰竭的诱因　①感染：尤其是呼吸道感染；②心律失常：如房颤等；③过度劳累；④应激：情绪激动、饱餐、外伤；⑤血容量增加：如钠盐摄入过多及体液过多（如喝水过多、液体摄入量过多或输液速度过快）；⑥肺栓塞；⑦心肌缺血急性加重。

刘慧

13. 急性心力衰竭的症状有哪些？

急性左心力衰竭最主要的表现是呼吸困难，根据病情的严重程度表现为劳力性呼吸困难、夜间阵发性呼吸困难、端坐呼吸等。突发严重呼吸困难、端坐呼吸、烦躁不安，并有恐惧感，咳嗽并咳出粉红色泡沫痰。皮肤湿冷、面色灰白或发绀、大汗。端坐卧位、不能平卧。颈静脉充盈、下肢和骶部水肿、肝大、腹腔积液。

急性右心力衰竭的表现是体循环淤血，主要表现是双下肢水肿，颈静脉怒张，胸水、腹水，胃肠道淤血引起的腹胀、食欲减退、恶心等症状。

刘慧

14. 急性心力衰竭如何急救？

急性心力衰竭危及生命，对疑诊急性心力衰竭的患者，应尽量到大中型医院就诊。

（1）一般治疗

1）调整体位：立即协助患者取端坐位，双腿下垂，以减少静脉回流，减轻心脏负荷。

2）吸氧：保持气道开放，立即给予高流量鼻导管氧气吸入。病情严重者给予面罩加压给氧，必要时给予气管插管，呼吸机辅助通气。

（2）药物治疗　急性左心力衰竭的患者，应迅速开放两条静脉通道，静脉用药。

1）镇静：吗啡可使患者镇静，减慢心率，同时扩张小血管而减轻心脏负荷。老年患者应减量。心动过缓、低血压、意识障碍、慢性阻塞性肺气肿等患者禁忌使用。

2）利尿：有液体潴留证据的急性心力衰竭患者均应使用利尿剂，首选袢利尿剂，如呋塞米、托拉塞米、布美他尼。静脉应用利尿剂可在短时间内迅速降低容量负荷，应首选并及早应用。

3）强心：常用洋地黄制剂，尤其适用于快速房颤或已知有心脏增大伴左心室收缩功能不全的患者。可用毛花苷丙（西地兰）静脉注射。

4）扩血管：可选用硝普钠、硝酸甘油、乌拉地尔静滴，严格按医嘱定时监测血压，用输液泵控制速度，根据血压调整剂量。

5）解痉：可给予氨茶碱解除气道痉挛。

（3）非药物治疗　病情严重者需要机械辅助治疗措施。

1）主动脉内球囊反搏（intra-aortic balloon pump，IABP）：可有效改善心肌灌注，降低心肌耗氧量，增加心输出量。

2）机械通气：包括无创呼吸机辅助通气和气道插管/人工机械通气。

3）肾脏替代治疗：高容量负荷如肺水肿或严重外周水肿，且存在利尿剂抵抗的患者可考虑超滤治疗。难治性容量负荷过重，电解质严重紊乱不能纠正时可考虑肾脏替代治疗。

四、心力衰竭篇

4）机械循环辅助装置：对于药物治疗无效的急性心力衰竭或心源性休克患者，可短期应用机械循环辅助治疗。包括经皮心室辅助装置、体外生命支持装置和体外膜氧合装置。

刘慧

15. 急性心力衰竭后续如何处理？

急性心力衰竭发作，可能是一次严重的心肌梗死而新发的心力衰竭、也可能是在潜在心力衰竭的基础上，被一些特殊的原因诱发急性心力衰竭。随着第一次急性心力衰竭发作被救治过来以后，在规范的药物治疗基础上，患者们往往能在比较良好的身体状况下维持一段时间，称为心力衰竭的代偿期。但是随着时间进展，患者就会出现反复的心力衰竭加重，任何一点风吹草动，比如一次感冒、一次暴饮暴食、一次过度劳累，都会引起急性心力衰竭发作，而如果某次急性心力衰竭发作没有救治成功，就可能造生命危险。

所以，当急性心力衰竭救治成功后，要积极寻找病因及诱因，避免再发。有基础疾病的急性心力衰竭，应针对原发疾病进行积极有效的治疗、康复和预防。针对诱发因素，要进行健康教育，对各种可能的诱因要及早控制，防止再次急性发作。

患者病情稳定后仍需要监测，每天评估心力衰竭相关症状、容量负荷、治疗的不良反应。对于慢性心力衰竭失代偿的患者，应恢复或启动慢性心力衰竭的治疗方案，评估有无器械治疗的适应证，制订随访计划。

刘慧

16. 吗啡为什么能治疗急性心力衰竭？

大家都知道吗啡是临床常用的毒麻药品，主要用于镇痛治疗，具有易成瘾性，且有抑制呼吸的作用，临床应用管理甚严，因此医生在应用时往往心存忌惮，那么为什么抢救急性心力衰竭时要用吗啡？

实际上，吗啡不但镇痛作用极佳，对于治疗心血管急危重症也有很好的疗效。因为吗啡可以降低呼吸中枢对二氧化碳的敏感性、松弛支气管平滑肌，从而使呼吸变慢、变深，并有良好的镇静、抗焦虑及止痛作用，对稳定患者情绪，降低心肌耗氧量、改善肺通气有所帮助。吗啡可以降低外周血管阻力，扩张容量血管，导致回心血量减少，肺循环压力降低，心脏前负荷降低；同时它还有扩张小动脉的作用，可降低心脏的后负荷。所以，静脉注射吗啡主要用于治疗急性左心力衰竭导致急性肺水肿而引起的呼吸困难，疗效显著。

但使用吗啡时应密切观察疗效和呼吸抑制的不良反应。伴明显和持续低血压、休克、意识障碍、慢性阻塞性肺疾病（chronic obstructive pulmonary disease，COPD）等患者禁用。应用前应确保患者血压正常，呼吸有力。晚期心力衰竭患者常已经进入休克状态或休克前期，此时应禁用吗啡。老年患者应用该药物时，千万要注意观察血压、心率、血氧饱和度、呼吸等情况，用药剂量的选择应慎之又慎。

吗啡是"毒麻药"也是"救命神药"，当面对急性心力衰竭发作时，它总能带来意想不到的效果，赢得抢救的胜利。但是，使用一定要谨慎，密切观察病情。

刘慧

17. 为什么心力衰竭治疗时还需要用呼吸机？

心力衰竭是临床常见危重症，大部分心力衰竭患者的症状经过吸氧、强心、利尿、扩血管等治疗可缓解症状，但对于部分严重患者，上述药物治疗难以纠正的顽固性低氧血症、肺水肿，一般氧疗常不能迅速奏效，推荐使用无创呼吸机辅助通气治疗。无创正压通气可减少患者呼吸肌做功，增加肺泡内压，使肺泡内渗出减少，同时因胸腔内正压减少静脉血回流，降低右心前负荷。正压通气可通过增加肺容积和减少肺内分流提高动脉氧分压。

无创通气主要用于常规药物治疗效果不佳的急性和慢性心力衰竭患者，特别是存在明显低氧血症的患者，心肌梗死伴血压下降患者也可应用，但强

四、心力衰竭篇

调及早"主动"应用,特别是呼吸代偿明显、病情有加重趋势时。若使用后出现呼吸和心率减慢、血压恢复可认为通气压力合适。对于那些反应迟钝、不能很好配合、不能保护气道者,或出现严重心律失常、严重低氧血症、高碳酸血症及严重并发症如严重创伤等患者应及时行气管插管。

常规机械通气均采用经口气管插管,给患者带来一定的创伤,增加感染机会,许多患者不能耐受,并存在呼吸机相关性肺炎、脱机困难等缺点。无创通气克服了上述缺点,机器通过鼻罩、鼻面罩与患者相连,使通气改善,同样可扩张呼吸道和肺泡,增加功能残气量和有效气体交换面积,减轻肺内气体分流,改善低氧血症。可避免呼吸肌疲劳,减轻氧耗和酸中毒。缺氧改善后,心肌收缩力增强,洋地黄和利尿剂能充分显效,从而改善冠状动脉灌注,利于肺水肿的消退,改善换气功能,纠正缺氧,拯救生命,减少患者死亡率,缩短住院时间。

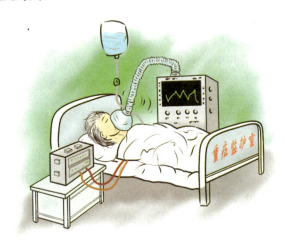

刘慧

 18. 为什么心力衰竭也需要安装起搏器?

大家都知道,起搏器的最基本功能是用来帮助心跳缓慢患者,让心脏再次规律地跳动起来,但心力衰竭患者心跳并不慢,为什么还需要装起搏器呢?我们还要从心脏的基本功能说起。心脏的基本结构主要有左右心房和左右心室，心脏的泵血功能主要由心室完成。正常情况下，心脏的收缩受其"指挥中心"（窦房结）支配，窦房结发出的指令沿特殊的路径（即传导系统）下传到心室，再分别由左束支和右束支将指令传达到左右心室，使其兴奋／收缩。正常情况下窦房结的指令几乎同时到达左右心室，因此，两心室几乎同时收缩与舒张，体现了步调高度一致，从而保证了在某一个时间节点内左右心室泵出的血液量几乎相当。如果左右心室收缩／舒张不同步，就好比人在走路的时候，左右腿不协调，出现了"一瘸一拐"的现象，心脏不协调就会影响血液在循环系统的正常流动，进而影响心脏的泵血功能，换句话说就会引起或加重心力衰竭。也就是说当收缩的指令由心房向心室传递时，到达左右心室的时间存在差异，如严重左束支传导阻滞，左心室接收到的指令比右心室晚，结果是右心室先收缩，左心室后收缩，左右心室收缩不同步，引起心功能下降。

如果放一根电极到心房以感知心房的电活动或起搏心房，另将一根心室电极植入到右心室，同时沿心脏大静脉将左心室电极放置在左心室侧面心外膜下，这样，从心房来的电信号通过左右心室电极下传，分别同时激动并收缩左右心室，避免了束支传导阻滞所导致的收缩不同步，这就是起搏器（俗称"三腔起搏器"）治疗心力衰竭的原理。用起搏器治疗心力衰竭就是纠正左右心室收缩的不同步，故又称之为心脏再同步治疗。心脏再同步治疗手术就是通过在病变的心脏部位安装心脏起搏器，使得病变的心室跳动节律能够恢复到正常，协调运作，避免心脏"一瘸一拐"，使心脏功能得以恢复。

并不是所有的心力衰竭都适合起搏器治疗，必须满足以下条件：①窦性心律（即正常心律）是必需的；②心电图上心室的激动时间（QRS时间）越宽越好，指南要求至少在130毫秒以上，大于150毫秒更好；③呈左束支传导阻滞图形（即左心室后于右心室兴奋／收缩）；④左心室射血分数小于35％者。

刘慧

19. 为什么心力衰竭也需要透析？

水钠潴留和容量负荷增加是心力衰竭的主要表现，绝大多数心力衰竭的

四、心力衰竭篇

发生和发展均与此相关，并导致肺淤血症状和全身静脉充血的症状，水钠潴留也会影响心力衰竭的治疗，因此，有效消除容量超负荷是失代偿性心力衰竭治疗的基础。利尿剂是目前纠正容量负荷过重、缓解肺充血症状最常用的药物，但是利尿剂的效果往往不尽如人意。血液超滤作为清除多余液体的一种可供选择的治疗方式应运而生，血液超滤是利用机械方式去除多余液体的一种治疗方式，与利尿剂不同，该项技术不产生电解质变化，而且可以精细调节。作为一种可供选择的治疗容量过度负荷的方法，血液超滤日益引起医学界的关注。

刘慧

20. 应用利尿剂时需要注意什么？

心力衰竭的特征是容量超负荷和充血，治疗的目标是通过使用利尿剂来减轻容量负荷，缓解充血，所以利尿是心力衰竭治疗的基石。利尿剂尽管是心力衰竭治疗的基础和有效药物，但是利尿剂也应该恰当应用。不恰当地大剂量使用利尿剂则会导致血容量不足，增加发生低血压、肾功能恶化和电解质紊乱的风险。

利尿剂的工作原理是通过增加尿液中的离子浓度，从而使更多的水经尿排出；利尿剂的剂量应根据患者的症状轻重程度来调整。首先根据患者淤血症状和体征、血压、肾功能选择起始剂量，之后根据患者对利尿剂的反应调整剂量，以体重每天减轻 0.5～1.0 千克为宜。一旦症状缓解、病情控制，即以最小有效剂量长期维持，预防再次液体潴留，并根据液体潴留的情况随时调整剂量。每日体重变化是最可靠的监测利尿剂效果和调整利尿剂剂量的最简便指标。

应用利尿剂前应首先检测患者肾功能和电解质，在开始应用或增加剂量 1～2 周后应复查血钾和肾功能。可以指导患者根据病情需要（症状、水肿、体重变化）调整剂量。利尿剂的使用可激活内源性神经内分泌系统，故应与普利类/沙坦类、β受体阻滞剂联用。

心力衰竭患者常用的利尿剂包括氢氯噻嗪、呋塞米、托拉塞米、布美他尼等。有明显液体潴留的患者，首选袢利尿剂，最常用呋塞米（速尿），顽固性水肿及利尿效果不佳、有低钠血症或有肾功能损害倾向患者，可选用更强的托拉塞米、布美他尼等。噻嗪类利尿剂仅适用于有轻度液体潴留、伴有高血压且肾功能正常的心力衰竭患者。

如果需要长期口服利尿剂，就会同时丢失比较多的钾离子、钠离子、镁离子，引起血液中的相应离子浓度降低，利尿剂还会导致低血压、肾功能恶化、尿酸增高等。所以，对于长期口服利尿剂的患者，需要定期监测血液中的离子浓度，需要口服药物来补充必要的离子，并随时根据全身情况定期评估，调整治疗方案，减轻心脏负荷。

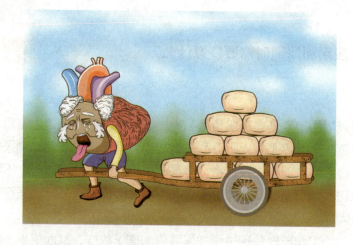

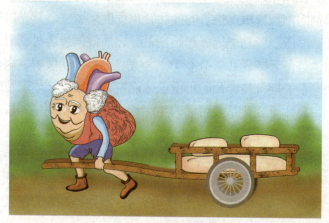

刘慧

21. 降压药血管紧张素转换酶抑制剂／血管紧张素Ⅱ受体拮抗剂，为什么用于治疗心力衰竭？血压不高的患者会不会越用血压越低？

血管紧张素转换酶抑制剂／血管紧张素Ⅱ受体拮抗剂是降压药里面很重要的一大类，名称为"××普利"或"××沙坦"，它还是众多心力衰竭的临床研究中发现的第一个能够降低心力衰竭患者死亡率的药物。它通过抑制肾脏的一系列内分泌机制，可以减少体内对心脏有毒害作用的物质，减少心肌细胞的损伤，从而达到保存心功能的目的。

血管紧张素转换酶抑制剂可以减少血管紧张素Ⅱ（AngⅡ）产生和分解缓激肽，从而使交感神经系统活性降低，保护血管内皮功能，降低血管张力，使动脉和静脉血管扩张，降低全身血管阻力，持续降低休息和运动时左室充盈压，改善心肌功能，抑制心室重构。血管紧张素转换酶抑制剂增加缓激肽的同时减少血管紧张素Ⅱ。由此可见，血管紧张素转换酶抑制剂不仅是单纯的降压药，而且能够延缓心力衰竭的发展，明显降低患者的再住院率、死亡率。血管紧张素Ⅱ受体拮抗剂可阻断血管紧张素Ⅱ与血管紧张素Ⅱ的1型受体(AT1R)结合，从而阻断或改善因AT1R过度兴奋导致的不良作用，如血管收缩、水钠潴留、组织增生、胶原沉积、促进细胞坏死和凋亡等，这些都在心力衰竭发生发展中起作用。血管紧张素Ⅱ受体拮抗剂同样可以显著降低心力衰竭患者的死亡率，减少再住院率，改善患者症状及生活质量。

在一些还没有发生心力衰竭的心脏病患者中，血管紧张素转换酶抑制剂／血管紧张素Ⅱ受体拮抗剂类药物还有预防心力衰竭发生的作用，所以对于急性心肌梗死、部分瓣膜性心脏病、先天性心脏病等一些很容易发生心力衰竭的心脏疾病中，血管紧张素转换酶抑制剂／血管紧张素Ⅱ受体拮抗剂类药物的治疗也是必不可少的。所以，对于不少心力衰竭的患者，或者有潜在心力衰竭风险的患者，即使血压不高甚至血压偏低，医生仍旧会使用血管紧张素转换酶抑制剂／血管紧张素Ⅱ受体拮抗剂类药物。

由于血管紧张素转换酶抑制剂／血管紧张素Ⅱ受体拮抗剂类药物的确有扩血管、降血压的作用，一些心力衰竭患者使用以后血压会更低，也会开始产生怀疑情绪："血压已经这么低了，还能用这些药吗？会不会出危险？"但是即使对于血压很低的心力衰竭患者，医生也可以从非常小的剂量开始试用血管紧张素转换酶抑制剂／血管紧张素Ⅱ受体拮抗剂类药物，只要患者没有因低血压而出现的头晕、乏力等不适症状就可以坚持使用。经过一段时间的治疗，心功能如果有所恢复，心肌的收缩力增强，往往会发现血压反而越来越高。

血管紧张素转换酶抑制剂／血管紧张素Ⅱ受体拮抗剂在临床应用中还要注意，要根据患者血压和肾功能，从小剂量开始，一般为目标剂量的1/4或1/2，逐渐递增，每隔1～2周剂量倍增1次，一般需要8周达到可接受的目标剂量，滴定剂量及过程需个体化，调整到合适剂量应终生维持使用，避免突然撤药；禁用于曾发生致命性不良反应如喉头水肿、严重肾衰竭患者和妊娠妇女；慎用于双侧肾动脉狭窄、左心室流出道梗阻（如主动脉瓣狭窄、梗阻性肥厚型心肌病）等。

刘慧

22. 血管紧张素受体脑啡肽酶抑制剂治疗心力衰竭有哪些优势？什么情况下应用？有哪些注意事项？

心力衰竭是各种心脏疾病严重的终末阶段，患病率与死亡率均高。但是又没有带来显著疗效的药物。2014年，科学研究发现，新型心力衰竭治疗药物血管紧张素受体脑啡肽酶抑制剂沙库巴曲缬沙坦钠片疗效显著，为沉寂已久的心力衰竭治疗领域带来了我们期盼已久的佳音，这一突破性的药物研究为心力衰竭治疗带来了新希望。它究竟有何不同呢？

现代医学认为，心脏重构是心力衰竭发生最关键的病理生理机制，并且贯穿于心力衰竭的整个发病过程中。因此，针对心脏重构的治疗应是心力衰竭治疗的基石。对沙库巴曲缬沙坦钠片进行的多项研究证实了其显著的心脏重构逆转能力，从临床角度证实了此药物的获益机制之一。

四、心力衰竭篇

在临床实践中,应尽早启用、并长期维持沙库巴曲缬沙坦钠片治疗,有助于延缓心力衰竭发生发展的关键——心脏重构。预防心力衰竭发生和加重,改善心脏重构,提高患者生活质量,最终降低病死率。对于心功能Ⅱ~Ⅲ级、有症状的射血分数降低性心力衰竭患者,若能够耐受血管紧张素转换酶抑制剂/血管紧张素Ⅱ受体拮抗剂,推荐以血管紧张素受体脑啡肽酶抑制剂替代血管紧张素转换酶抑制剂/血管紧张素Ⅱ受体拮抗剂,以进一步减少患者心力衰竭的发病率及再住院率。

患者由服用血管紧张素转换酶抑制剂/血管紧张素Ⅱ受体拮抗剂转为血管紧张素受体脑啡肽酶抑制剂前血压需稳定,并停用血管紧张素转换酶抑制剂36小时,因为脑啡肽酶抑制剂和血管紧张素转换酶抑制剂联用会增加血管神经性水肿的风险。从小剂量开始,每2~4周剂量加倍,逐渐滴定至目标剂量。中度肝损伤、≥75岁患者起始剂量要小。起始治疗和剂量调整后应监测血压、肾功能和血钾。

刘慧

23. 既降压又减慢心率的β受体阻滞剂,为什么用来治疗心力衰竭?

β受体阻滞剂也是一类降压药,药品的化学名称一般为"××洛尔"。很多人因为高血压、冠心病、心律失常用过此类药物,因为它能够使心肌收缩的力量减弱,心率变慢,所以能够降低血压,减少心肌耗氧量,治疗冠心病和高血压。那么,心力衰竭是因为心肌收缩力量不足所致,用了此类药物会不会越治越重啊?

我们先从心力衰竭的发病机制来看,当心力衰竭发生时,机体为维持正常的心输出量和血压,激活神经内分泌分子信号系统,包括交感神经,尽管早期是有益的,但由于持续性交感神经系统的过度激活和刺激,会使心肌发生重构及凋亡,心功能进行性恶化。而β受体阻滞剂可阻断机体的代偿途径,反过来可改善心功能,降低心室肌重量和容量、改善心室形状,延缓或逆转心肌重构,降低死亡率。并且它可以让心电活动更稳定,降低心力衰竭患者发生严重心律失常和猝死的风险。因此，β受体阻滞剂成为第二个可以降低心力衰竭患者死亡率，减少患者猝死风险的心力衰竭用药，为慢性心力衰竭治疗的一线药物。

β受体阻滞剂治疗心力衰竭也有一些注意事项：禁用于心源性休克、病态窦房结综合征、二度及以上房室传导阻滞（无心脏起搏器）、心率<50次/分、低血压（收缩压<90毫米汞柱）、支气管哮喘急性发作期。起始剂量须小，每隔2~4周可剂量加倍，要密切观察心率、血压、体重、呼吸、淤血的症状及体征，逐渐达到指南推荐的目标剂量或最大可耐受剂量，并长期使用。避免突然中断和减量用药，突然停药或减量增加死亡风险，因此，要缓慢减量、逐渐停药。

刘慧

24. 为什么心力衰竭患者水肿消失了还用利尿药"螺内酯"？

螺内酯为醛固酮受体拮抗剂，是一种保钾利尿剂，具有利尿、排除体内多余水分的作用。但是许多心力衰竭的患者被告知要长期服用，大家不理解，为什么其他利尿药都停服了，而螺内酯却让继续服用？

我们还是从心力衰竭的发病机理来理解，就像之前描述过的，肾素-血管紧张素-醛固酮系统激活在心力衰竭的病理过程中扮演重要角色。醛固酮合成和分泌增加，促进肾脏重吸收钠和水，增加细胞外液容量，短期内可以增加心排量而对心力衰竭起到代偿作用，但长期却会引起水钠潴留，增加心脏前负荷。同时醛固酮还能够直接引起心肌和血管纤维化重构，损伤心肌和血管，促进心力衰竭进展。短期使用血管紧张素转换酶抑制剂或血管紧张素Ⅱ受体拮抗剂均可以降低循环中的醛固酮水平，但长期（>3个月）使用后，醛固酮水平反而增高。醛固酮受体拮抗剂可阻断醛固酮增高造成的不利影响，减少水钠潴留，抑制心肌重构，改善心力衰竭患者临床预后，降低住院率。

醛固酮受体拮抗剂应用中注意事项：醛固酮拮抗剂有保钾、使肾功能恶化的不良反应，当高血钾及肾功能受损时不宜应用。醛固酮受体拮抗剂治疗后应监测血钾和肾功能。在和ARB、ACEI类药物联合应用时更应定期监测血钾和肾功能。螺内酯可引起男性乳房疼痛或乳房增生症,为可逆性。

刘慧

25. 心力衰竭为什么被称为"心脏癌症"？是不是所有的心力衰竭都"治不好"？

提起癌症，人们会想到"死亡"，往往会产生惧怕心理。其实心力衰竭与癌症同样可怕：心力衰竭患者的 5 年生存率与恶性肿瘤相似，心力衰竭发病 5 年内约 50% 的患者会死亡。因此预防心力衰竭与预防癌症同样重要，但是作为最严重的心血管病之一，心力衰竭往往被患者忽视。

心力衰竭其实并不是一种独立的疾病，而是几乎所有心脏疾病和部分肺部疾病的终末状态，是一组特定临床表现的综合征。之所以心力衰竭被称为"心脏的癌症"，是因为一旦进入慢性心力衰竭状态，无论是否是急性加重阶段，都将难以治愈，所以要想降低心力衰竭的危害，最重要的是预防心力衰竭。只要我们足够重视，采取有效措施，多数心力衰竭是可以预防的。

尽管心力衰竭是一个长期疾病，需要通过长时间的有效治疗来控制，但其实心力衰竭也不绝对是一个"治不好"的疾病，有一些心力衰竭是可以达到"临床治愈"效果，也就是说，有一些心力衰竭是可以被治好的，心力衰竭不是死刑，还有很多延长寿命的措施。

哪些心力衰竭是可以治好的呢？通常一些病因非常明确的心力衰竭，只要找到对因的办法，就能把心力衰竭逆转过来。像心律失常引起的心动过速心肌病心力衰竭，找到引起心律失常的病因，通过射频消融或其他治疗办法，终止患者心动过速的

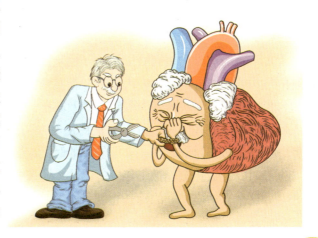

症状，就可以使原来因病扩大的心脏回缩，从而治愈心力衰竭。此外还有各种病因明确的心肌病导致的心力衰竭，如扩张型心肌病、酒精性心肌病、吸毒相关心肌病、甲亢导致的心肌病等，只要将病因去除，就可使心力衰竭达到类似治愈的效果。

即使现有的治疗手段不能完全治愈心力衰竭，"是否坚持改善生活方式和持续控制用药"对预后还是有极大的影响。大多数患者以后可能还会再次发作心力衰竭而多次住院治疗，从症状性心力衰竭第一次发病到发展到终末期，这段时间实际上是很长的，存在很好的治疗窗口。

医生经常用生存率去评估慢性心力衰竭的患者，以前认为只要得了心力衰竭，好像跟判了死刑一样，医生就会告诉他能活几年。现在不是这样的，因为很多患者心力衰竭发现得比较早，国家现在的医疗水平和医疗的条件明显比以前好，经过规范的药物治疗之后，心力衰竭其实是可以逆转，只要坚持吃药可以不来住院，是一个可以控制的临床疾病。

充血性心力衰竭发作后，预期寿命还有多久？这取决于患者心力衰竭发作的严重程度、年龄等因素，患者的有效治疗、依从性及长期管理也是非常重要的因素。

刘慧

26. 如何抓住心力衰竭治疗的最佳时机？

首先，我们了解一下心力衰竭的各个时段，也就是分期。心力衰竭分A、B、C、D四个时期。

A期：为前心力衰竭阶段，有了危险因素但心脏没有病变，此期尚无心脏的结构或功能异常；这一人群主要指高血压病、冠心病、糖尿病等患者，也包括肥胖、代谢综合征等最终可累及心脏的患者，也就是心力衰竭的后备人群。从单纯的高血压、冠心病发展成为心室肥厚、瓣膜性心脏病或心肌梗死，是一个较长过程，我们有足够多的时间来预防和控制。这个过程可以持续很长时间，数年甚至数十年不等，这个阶段控制好了，患者有很好的生活质量，这个自适应时间的延长也就是心力衰竭患者寿命的延长，是最重要的一个阶段，是控制心力衰竭的黄金期。在这个时期，根据患者个体情况，有

四、心力衰竭篇

针对性地到熟悉病情的医生那里规律性就诊，定期评估心脏结构、功能（心脏超声），调整药物治疗方案和运动处方是非常必要的。

B 期：为前临床心力衰竭阶段，危险因素没有控制好，心脏已经受损。比方说我有冠心病，冠心病我没控制好发生了心肌梗死，这是又向心力衰竭逼近了一步。

C 期：为临床心力衰竭阶段，危险因素没有控制好，在心脏受损的基础上危险因素的作用下出现了心力衰竭的症状，这个时期才是真正意义上的心力衰竭。患者不仅存在危险因素，而且已经有结果有证据，更需要积极治疗原发病，另外医生也会通过治疗尽量延缓患者心力衰竭的加重。这类患者不仅要治疗原发病，还要同时治疗心力衰竭，减轻症状，改善日常的生活质量，争取早日回归正常生活。

D 期：为难治性终末期心力衰竭阶段，随着时间的推移，心力衰竭向更严重阶段发展，也就是心力衰竭的严重阶段。此期患者在住院期间的死亡率高达 2%~20%，也就是存在一定的死亡率，很多患者会出现严重的症状，而且治疗效果不明显。

刘慧

27. 心力衰竭患者一定需要住院吗？

慢性心力衰竭前期，也就是心力衰竭的 A 期和 B 期，是不需要住院治疗的。对于 A 期的患者首先要控制好危险因素，积极治疗当前的疾病，控制好血压、血糖、血脂，戒烟戒酒，积极参与社会活动，生活规律，改善自身精神状态等。B 期的患者不仅存在危险因素，而且已经有结果有证据，更需要积极治疗原发病，另外医生也会通过治疗尽量降低患者发展为更严重心力衰竭的可能性。这类患者不仅要治疗原发病，还要同时治疗心力衰竭，减轻症状，改善日常的生活质量，争取早日回归正常生活。这个过程可以持续很长时间，数年甚至数十年不等，根据患者院外的治疗连续性、血流动力学判断的准确性，专业指导是必不可少的。这个阶段控制好了，患者有很好的生活质量，这个自适应时间的延长也就是心力衰竭患者寿命的延长，是最重要的一个阶段。总之，A 期和 B 期是控制心力衰竭的黄金期。在这个时期，根据患者个体情况，有针对性地到熟悉病情的医生那里规律性就诊，定期评估心脏结构、功能（心脏超声），调整药物治疗方案和运动处方是非常必要的。

但是到了C期就需要住院治疗啦！目前医院收治的慢性心力衰竭患者绝大多数是症状性心力衰竭，是心脏功能失去代偿的患者。因为住院的目的除了纠正心力衰竭以外，还要通过许多检查寻找心力衰竭的根源，避免发展到终末期心力衰竭。另外，心力衰竭治疗期间还要监测电解质，预防并发症的发生，摸索长期治疗方案，这些都是在家里不能做到的，也是不安全的。

刘慧

28. 顽固性心力衰竭如何治疗？

顽固性心力衰竭又称难治性心力衰竭，是指心力衰竭经过优化的内科治疗，消除并发症和诱因后，心力衰竭症状未能得到改善甚至有恶化倾向者，是心脏疾病发展至终末期的结果。顽固性心力衰竭病情严重，治疗困难，预后差，一直以来都是医学界研究的重要课题。但是，通过及时发现和纠正难治性心力衰竭的原因或诱因，应用新药或新的疗法，强化心力衰竭的治疗，还是有望使之症状改善，延长生存期。

顽固性心力衰竭的治疗应从以下三个方面考虑。

（1）重新分析原因及诱因，甄别心力衰竭持续发展的因素　患者有无手术可以纠正的心脏疾病，如冠状动脉供血不足、先天性心脏病、心脏瓣膜病、心包疾病、心脏肿瘤或肿块等；患者有无饮酒或饮茶、甲状腺功能亢进（甲亢）或甲状腺功能减退（甲减）、合并肺栓塞、肺部感染；有无不易控制的心律失常；有无贫血，肝、肾功能减退。

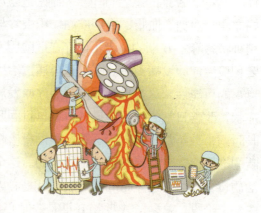

（2）评价既往治疗方案的

效果，完善常规治疗方案　不同病因的心力衰竭其病理生理机制错综复杂，但仍有各自特点，因而治疗上不应千篇一律。要评价患者利尿是否充分、体内液体潴留是否过多；有无过度利尿及血容量不足、酸碱中毒或电解质紊乱；患者是否得到充分休息，有无焦虑及抑郁状况。

（3）强化心力衰竭的治疗，采取适当特殊的治疗方法

1）药物治疗新突破：药物治疗仍然是治疗的基础，除了传统的药物包括血管紧张素转换酶抑制剂/血管紧张素Ⅱ受体拮抗剂、β受体阻滞剂、醛固酮受体拮抗剂、利尿剂、正性肌力药物等，近年来心力衰竭药物治疗取得了新突破。如血管紧张素受体脑啡肽酶抑制剂、伊伐布雷定、托伐普坦、左西孟旦。

2）机械辅助装置、血液超滤、心脏再同步治疗、心脏机械辅助等，根据患者具体情况实施都有一定的意义。

3）心脏移植：迄今为止，心脏移植仍是顽固性心力衰竭患者的最有效的治疗手段，但由于供体的数量的限制，在选择接受心脏移植的患者时一定要非常慎重，受体应该是D期心力衰竭患者并且依赖于正性肌力药物或者心肺运动实验结果小于50%预期值的患者。此外，患者应无严重的合并症，且对手术及预后有充分的信心。由于手术难度大、费用高及术后移植排斥反应等因素，要选择有经验的医疗机构和专科医生来进行手术和术后随访。

刘慧

29. 心力衰竭患者如何控制水的摄入？

心力衰竭时，心脏泵血能力下降，在体内容易造成水的潴留。水淤积在肺内就会引起呼吸困难，包括活动时喘不上气，平卧时胸闷、憋气、咳嗽等。水淤积在静脉系统会引起下肢水肿、食欲减退等。患者容量平衡是控制心力衰竭的关键之一，容量过度会加重心力衰竭症状，容量不足（摄入不足、丢失过度、利尿剂的过度利用）则导致低血压症状及影响肾功能和电解质平衡。因此，心力衰竭患者要特别注意管好"水"，管好"水"就是容量管理，除了医生的药物管理，患者自身的管理更为重要。

心力衰竭患者的限水管理一般是指通过限制心力衰竭患者摄取各种形式

的水（饮水、食物中的水或因治疗需要输入体内的水等），以达到避免增加容量负荷或心脏负担的目的。那么，心力衰竭患者应该如何测量入量和出量？下面介绍一种简易的精确计量方法。

入量除了喝的水以外，还包括所有液体（粥，汤，饮料和水果）。为了保证精确计量饮水量，心力衰竭患者家中应常备有刻度的杯子，进食后随时记录下来。心功能稳定情况下应维持入量与出量差不多，若入量高于出量，则应该更严格地限制饮水，必要时增加利尿剂的应用。出量主要是小便，除此之外还有大便、出汗、体表蒸发等，其中尿量是最主要的也是计量最简单的，常备一个有刻度的尿壶或量杯每次小便量一下，计算早上7点到次日早上7点所有尿量，即为24小时的尿量。

心力衰竭患者应养成记录出入量的好习惯，复诊时精确地告诉医生喝了多少水，尿了多少尿，医生与患者密切合作，有助于心功能恢复。连续记录一段时间，掌握了要领和自己饮水、尿量的规律，用不了多久，不用记录也知道今天的出入水量。

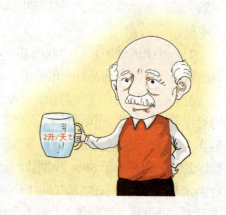

除了24小时出入量的记录，心力衰竭稳定后，体重测量也可以作为一种衡量出入量是否稳定的方法。如果体重持续增长，患者很快就会再次出现心力衰竭症状。因此监测每日体重的增加情况，对防止心力衰竭患者再次出现症状非常重要。相较出入量记录，体重测量更为简单一些，每天在固定的时间测量，早上排小便后，穿同样的衣服测体重。每次用同一个秤进行测量，测量之后与前一天体重进行比较，若体重显著增长（大于1千克），则需要增加利尿剂的使用，若掌握不好剂量，可以咨询心内科大夫。如3天内体重增加超过2千克，或每天体重的增长达到1千克以上，考虑心力衰竭正在逐渐加重，需及时就诊或咨询医师调整药物治疗。

同时，还要做到自我控制饮水：找出喝水的杯子，做好标记；不口渴时不要喝水；如果嘴干，可以尝试含一块冰；尽量避免进食汤、果冻、酸奶、冰激凌等液体食物；要关注每天所吃食物、水果中的含水量。自己把容量管理好了，才能避免心力衰竭的加重及复发，降低再住院率，降低死亡率。

刘慧

四、心力衰竭篇

30. 心力衰竭患者如何控制盐的摄入？

盐是生活的必需品，人不能不吃盐，但是盐也不是多多益善的调味品，心力衰竭患者尤其要注意控制盐的摄入，摄入过多的盐会导致体内大量的水分潴留，加重水肿症状。吃得盐越多，在身体内存留的水就越多，对于心力衰竭患者来说，心脏负担越重。盐摄入过量是慢性心力衰竭患者再入院的独立危险因素，所以，心力衰竭患者应选择低盐饮食。

对于健康人盐的摄入量，世界卫生组织推荐成人<6克/天。心力衰竭患者应适当控制每日盐的摄入量，应比一般食盐偏少。无症状患者每日摄盐量应控制在4克以下，如果有憋气、水肿等症状，则要控制在2克以下。服用利尿剂时不需要严格限盐，对于心力衰竭患者，服用利尿剂时排尿多，所以盐也要适当增加，如果盐摄入不足会造成患者不易利尿。还要警惕看不见的"盐"，例如避免食用咸菜、腌菜、罐头、香肠及各种预包装的食物。为严格限盐，建议用限盐勺放盐，不可多放；做菜多采用蒸煮的方式，汤可以不放盐，享受食物天然的味道；餐桌上不要放盐瓶。

但也要注意不要过度限盐，因为过度限盐进一步激活交感－肾素－血管紧张素系统，尤其是对于轻度或稳定期心力衰竭患者要适可而止，并且注意监测血钠的变化。

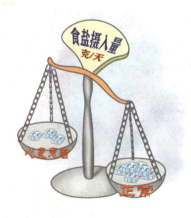

刘慧

31. 心力衰竭患者饮食该如何调整？

饮食是影响心力衰竭患者再入院率的重要因素之一，心力衰竭患者的饮食指导在传统意义上侧重于限制钠和液体摄入，但其饮食质量通常较差，并不能明显改善心力衰竭患者的预后，且患者易出现营养不良的现象，加重了心力衰竭患者再入院和不良预后的风险。那心力衰竭患者到底应该选什么饮食呢？

（1）建议心力衰竭及其高危患者进行得舒(DASH)饮食或地中海饮食

DASH饮食是由美国国家心脏、肺和血液研究所（美国国立卫生研究院的一部分）提出的一种饮食模式。是一种富含水果、蔬菜、全谷物、低脂肪的饮食，包括肉、鱼、家禽、坚果、豆类，限制含糖食物和饮料、红肉和添加脂肪。

（2）保持适当的能量摄入 一般按25~30千卡/千克给予能量摄入，碳水化合物的摄入按300~350克/天，因其易于消化，在胃中停留时间短、排空快，可以减少心脏受胃膨胀的压迫。选食含淀粉及多糖类的食物，避免摄入过多蔗糖及甜点等，可预防胀气，降低肥胖及甘油三酯升高风险。

（3）摄入充足的优质蛋白质

鱼类（非油炸）的食用与心力衰竭风险降低有关，因鱼类含有ω-3脂肪酸，研究表明ω-3脂肪酸对心力衰竭有益。摄入加工过的肉类可能增加心力衰竭风险，因含有较多反式脂肪酸。

（4）摄入充足的无机盐、维生素 钾平衡失调是充血性心力衰竭患者中最常见的电解质紊乱之一，由于

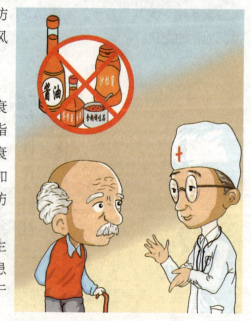

四、心力衰竭篇

摄入不足、丢失增加或利尿剂治疗等可导致低钾血症，应鼓励患者多摄食含钾较高的食物和水果。补充适量的钙、镁对心力衰竭的治疗有积极作用，此外应给予足够的维生素，特别是维生素 C 和 B 族维生素 B_1、B_6 和 B_{12}，适当增加叶酸摄入。

（5）足量摄入膳食纤维及新鲜蔬菜　包括谷类食物、绿叶菜、十字花科蔬菜、豆类、水果。

（6）避免摄入高脂肪食物　心肌细胞能量代谢表明脂肪的氧耗更高，所以对于高脂肪食物的代谢会增加心肌耗氧代谢，从而加重心脏做功，应避免摄入高脂肪食物；增加膳食纤维食物可以增强胃肠动力，减少便秘，减少发生心血管事件风险。

（7）少食多餐　每天进餐 5~6 次为宜，避免一次进食过量，引起胃肠过度充盈，抬高膈而加重心脏负担。心力衰竭时消化能力减弱，应选择清淡、易消化吸收的食物，应以软、烂、细为主，易于消化。

（8）监测体重　心力衰竭患者及体重指数≥35者至少减重5%~10%，对心力衰竭预后有益。定期检测体重，预防心源性恶病质和肌肉减少症。

（9）戒除烟酒　过量的饮酒对心肌有毒害作用，可以引起酒精性心肌病，是心力衰竭的重要原因。同时，酒精摄入还会刺激心脏更兴奋，增加心脏的氧耗。因此，患有心力衰竭的患者不建议饮酒，有饮酒习惯也应该尽量戒酒。烟草同样会增加心脑血管疾病的风险，诱发急性的心肌缺血而加重心力衰竭，戒烟也是心力衰竭患者应该尽量做到的事情。

刘慧

32. 焦虑、抑郁会影响心力衰竭吗？心力衰竭患者如何管理情绪？

心力衰竭作为各类心血管疾病的晚期阶段，由于"预后差、易反复、死亡率高、医疗花费高"等特点，被比喻作希腊神话中的九头蛇，足见它的凶狠。患者在一次次地经历反复发病、多次住院的痛苦，严重影响患者的生活质量，甚至对患者家庭幸福也会产生巨大影响。许多患者出现抑郁、焦虑等心理问题，这些心理障碍又反过来加重心力衰竭的病情，增加心力衰竭患者的不良事件发生，影响心力衰竭的预后。因此，应该倍加关注心力衰竭患者的心理问题及情绪管理。

许多心力衰竭患者都有过急性发作时生不如死的感受，虽然症状得到缓解，但仍然恐惧死亡。再加上慢性阶段的折磨，感到漫无天日，常常惊恐易怒、坐立不安、心境低落、意志消沉。对自身病情过于悲观，甚至感到心力衰竭是一种难以治愈的疾病。由于药物治疗有局限性，加之反复发作易造成心理负担，他们就会对未来焦虑不安，产生消极心理，表现为孤独自卑，不愿意与外界多交流，甚至自暴自弃，不接受治疗。

这些焦虑等心理障碍会使交感神经张力增加，心率增快、血压升高，神经内分泌系统激活，诱发急性心力衰竭，或者使心力衰竭难以纠正。因此，患者的情绪管理与心力衰竭的疗效有着直接关系。近年来，国外的很多横向和纵向研究都提示，心血管疾病可以引起和加重抑郁和焦虑症，而抑郁和焦虑症也可以诱发和加重心血管疾病，并对心血管疾病的预后有显著影响。这些患者的再住院率、死亡率、心血管死亡率都明显增加。因此，在进行心力衰竭治疗时，治疗目标不仅是缓解患者的躯体疼痛及不适，更需要关注及解决患者的精神心理问题，达成身心和谐统一。

患了心力衰竭以后首先自己对心力衰竭要有一个正确的认识，虽然心力衰竭是一种严重的疾病，但这种疾病是可以得到控制的。尽管到目前为止，除了少部分病因去除以后能够治愈以外，绝大多数心力衰竭都不能根治，但是可以进行长期控制，关键是我们自己要有正确的认知，就算知道自己不幸患了心力衰竭，也要正视它。缓解紧张情绪，树立战胜疾病的信心。虽然病因不同、病情发展因人而异，但是只要患者坚持有效的医治，实施有效的疾病管理模式，都将改善生活质量，延长生存期。只有患者对自己的疾病有了新的认识，增强了战胜疾病的信心，情绪镇静、不急躁，才能积极地参与及配合治疗。

心力衰竭对患者的生活有很大的影响，也会影响他或她亲人的生活。我们可能无法想象，您所爱的人被诊断为心力衰竭对您是何种打击。照顾一个有心力衰竭的人是一种挑战，患者家庭成员要了解心力衰竭的疾病知识，以便营造和谐的家庭气氛，避免诱发因素，帮助患者树立起坚持治疗疾病的决心。医生引导家庭成员给予心力衰竭患者心理支持，鼓励患者参加各种娱乐活动，调动生活情趣，使其思想放松，注意力转移，调整心情，加强身体素质，提高免疫力，从而减少心力衰竭的发生。所以心力衰竭患者的预后也与亲人在家里所提供的情感和身体支持密切相关。

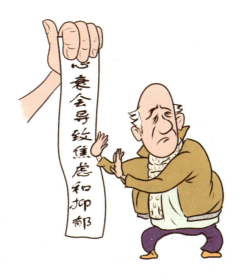

刘慧

33. 心力衰竭患者如何进行运动？

多年来，不论是患者还是家属都把运动当成是心力衰竭患者的禁区，而休息被当成首要任务，"休息、限盐、强心、利尿"曾一度被奉为心力衰竭患者治疗的八字方针。然而，休息制动会给心力衰竭患者带来更多的问题，其影响涉及身体的各个器官功能。多个研究报道了运动康复对心力衰竭患者的安全性，以及其对提高患者运动耐量的有益作用，以运动为核心的心脏康复是心力衰竭的有效治疗方法。近年来，康复治疗作为慢性心力衰竭治疗的一个重要组成部分，正越来越受到人们的关注。运动康复治疗是一种安全有效、简便易行的治疗方法，能改善心力衰竭患者活动耐量、生活质量，并降低死亡率和再住院率，也是心力衰竭康复治疗过程中不可或缺的必要环节。心力衰竭康复能提高心脏的功能水平，改善或延缓疾病的自然进程，提高运动耐量和生活质量，降低患者的住院率和病死率。

一般来说，NYHA心功能分级Ⅰ~Ⅲ级病情稳定的患者，几乎都可以参与到心力衰竭运动康复中来。心力衰竭康复前要对患者进行综合评估，以进一步制订个体化的心力衰竭康复方案。运动强度遵循由小到大，循序渐进的原则：运动前后做好充分的热身运动及整理运动，避免拉伤；运动中注意保护，以防摔倒。当出现头晕、乏力、胸闷、出冷汗、血压急剧下降、心绞痛、心律失常、晕厥等情况时应立即中止训练，及时就医。

患者住院期间根据患者的病情分期进行院内康复，患者入院病情稳定后即可康复介入，包括早期的床上运动，床边坐起，辅助下站立步行、呼吸训练等，鼓励患者独立完成日常生活活动。出院后可进行院外早期康复或门诊康复，对于低危患者建议在家进行康复训练，定期随访、评估、改进康复方案；对于中高危患者康复训练必须在医院门诊监护下（血压、心电监护）进行，12~36次不等，直到安全性建立。再进入院外长期康复期，即社区或家庭预防康复。此时患者安全性已经建立。鼓励患者长期坚持心力衰竭康复方案，尤其是运动康复。

有氧运动能够给心肌提供充足的氧气，增加细胞氧化酶活性、机体有氧代谢能力，改善心肺功能，从而提高患者运动耐量。在常规药物治疗的基础上配合有氧运动，能够显改善患者心功能，提高生活质量。

此外，在药物治疗的基础上每天进行1次呼吸养生操训练，持续8周。呼吸养生操能够改善心功能、生活质量，并且提高活动耐力。在常规药物治疗基础上加上太极拳运动，能够改善心功能及生活质量，有利于患者康复。太极拳运动能够改善患者活动耐力，减少心血管事件的发生。八段锦练习能够增强心肌收缩力、改善血管的弹性，有效缓解心脏压力，从而改善心功能。经过临床试验发现，八段锦能够松弛身心、缓解压力、降低机体的代谢强度、减少单位时间耗氧量、良性调节心率，有利于身心康复。

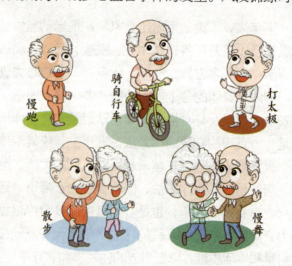

长期、有规律的运

动可以有效改善心理状态，增加应对生活中各种压力的能力，是最理想的调节情绪、控制紧张、缓解压力的方式，但在运动时，患者应掌握"度"，以活动时不感到疲乏、活动时提高心率每分钟不超过120次为度。

刘慧

34. 心力衰竭的患者如何进行自我管理？

患者慢性心力衰竭经过医生有效的治疗以后，症状得到控制，在心力衰竭的稳定期，要做好自我管理、自我保健，也称疾病的健康管理，这个非常关键。

（1）了解自身疾病，科学应对　自己要了解什么是心力衰竭，引起心力衰竭发生和加重的病因和诱发因素，心力衰竭应该服用的药物，心力衰竭的非药物治疗，心力衰竭的运动治疗，心力衰竭的营养支持，心力衰竭的心理恢复及如何应对突发情况。

（2）遵守医嘱，加强依从性　心力衰竭的治疗非常复杂，再加上心力衰竭患者往往还合并其他心脏基础疾病或其他系统的疾病，因此对于大多数心力衰竭的患者来说，需要服用的药物种类有很多。其中，一些药物的剂量会影响患者的血压、心率，以及体内环境，需要根据患者的血压、心率、体重及出入量等情况来调整；而一些药物剂量的过量或不足，可能导致体内环境紊乱而诱发突发的心律失常等情况，从而导致心力衰竭的急性加重。所以，建议患者按照医生的医嘱来服药，尽量不要擅自调整药物剂量或停药、改药。

患者要有很好的依从性，所谓的依从性就是要按照医生的方案坚持治疗，严格按处方服药，有关治疗和康复的问题（如药物的名称、剂量、疗效、不良反应及对策）咨询医生。及时反馈用药过程中的任何不良感受。如果患者自己管理的这些体征出现状况，这时就需要找与自己病症相应的医生来进行诊治和相应的处理，不要擅自用药，也不要从网上或者别处得到一点碎片化的知识来解释自己症状的变化。不要未经专科医师同意，擅自加用其他药物，如非甾体抗炎药、激素、抗心律失常药；不要进行不必要的静脉输液治疗。

（3）规律复诊，加强监控 出院3个月内建议患者每个月复诊1次，以后可延长为每3个月随访1次，3个月后每半年随访评估1次，服用利尿剂的患者每个月监测1次血电解质。第1年随访期间每3个月监测1次血常规、BNP/NT-proBNP、肝功能、肾功能、血糖、血尿酸和尿常规，合并冠心病患者同时监测血胆固醇水平。根据情况定期进行心脏超声检查评估心脏重构的严重程度。12个月后可每半年监测1次血液生化指标，复诊前空腹，带齐既往的检查结果及自己的病情记录。

（4）日常监测，做好记录 日常生活中，要养成习惯定期记录血压、心率、体重、出入量、活动量及各种心力衰竭相关的症状，包括胸闷、气短、下肢水肿等症状的变化情况，这些详细的记录都是医生调整药物的重要参考。

血压和心率是反映心脏基本功能状态的指标，同时也能反应药物治疗疗效和不良反应，以及心脏病危险因素的控制情况，目前很多血压计都可以在测血压的同时获得心率。推荐晨起后、夜间休息前测量血压、心率并记录。

心力衰竭的症状大多是病情加重到一定程度后才出现的，所以不能依靠症状来判断病情变化，体重是一个测量简便、有针对性的指标。推荐每日清晨排便后、进早餐前称体重，并记录。如3天内体重增加超过2千克，或每天体重的增长达到1千克以上，考虑心力衰竭正在逐渐加重，需及时就诊或咨询医师调整药物治疗。

（5）避免受凉，预防感染 诱发急性心力衰竭发作的常见原因中，排第一位的是感染，尤其是上呼吸道和肺部感染。因此，对于心力衰竭的患者，格外强调每天居室需要开窗通风，对于雾霾等空气污染严重的地区，可以在家里准备空气净化器或安装新风系统。在秋冬等呼吸道感染性疾病传播比较频繁的季节，尽量减少到人群密集的地方；而春夏等季节肠道传染病高发，也应该避免吃未经高温或良好清洗的生食以减少消化道感染，水果应该吃可以即时去皮的新鲜水果。患者本人和家庭成员都应该注意手卫生，在准备食物、进餐及如厕前后应及时洗手。推荐患有心力衰竭的患者本人接种肺炎疫苗预防肺炎链球菌的感染，推荐患者本人和家庭成员每年接种流感疫苗预防流感。

（6）避免劳累，调节生活节奏 避免过度劳累和体力劳动、情绪激动和精神过度紧张等应激状态。要注意的是工作生活的节律，应该维持一个有规律的生活状态，包括睡眠、饮食，以及正常的脑力、体力方面的工作，尤

四、心力衰竭篇

其体力工作在工作强度方面需要多加注意。另外，还有一个非常关键的因素就是情绪，也是我们的生活态度，主张以积极向上的心态来面对生活，还要尽量避免情绪大幅度波动，切忌大喜大悲。

（7）随时发现病情变化，预警心力衰竭再发　除了这些生活方式之外，心力衰竭患者还应该注意对自己在心力衰竭方面症状和体征的把握和掌控，要对其进行有效管理。心力衰竭患者的日常目标体征包括：无呼吸短促感，无胸前区不适，无水肿或进行性加重的水肿（包括脚、踝、小腿和腹部），无异常体重增加。这些表现提示心力衰竭症状得到良好的控制。

心力衰竭再发加重的警示包括：体重增加；脚、踝、小腿或腹部进行性水肿；坐立不安，烦躁心慌；平躺时呼吸困难，坐立或垫高枕头才容易入睡；活动后呼吸困难，需用力呼吸；静坐时呼吸气短症状不能缓解；心率增快，静息状态下心率不下降；意识不清晰不能清楚思考问题；多汗；餐后撑胀。如果出现了上述情况可能提示心力衰竭加重，需要及时与医生联系复诊，对治疗做出相应的调整，尽量减少急性心力衰竭发作的可能性。

（8）做好预防　心力衰竭患者应避免到高温、高湿或高海拔的地区旅行，外出可乘坐一般的交通工具，包括飞机，但长时间的静坐会增加下肢静脉血栓形成的风险，特别是在高温情况下，应适当补充水分。心力衰竭患者抵抗力较弱，建议对所有心力衰竭患者，特别是晚期心力衰竭患者，进行疫苗接种，预防流感和肺炎性疾病。育龄妇女要注意避孕，心力衰竭患者妊娠、分娩危险性极高，必须得到医生同意。心力衰竭患者的性生活具有一定危险性，要避免过度激动。

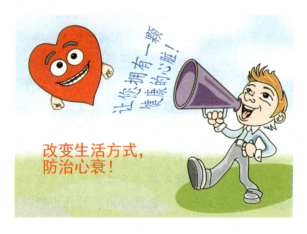

刘慧

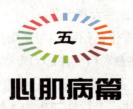

五

心肌病篇

不朽的爱情，在疾病面前真的不堪一击吗？

爱是人间最美的感情，爱这个字，读者看着都感到很温暖、浪漫、甜蜜，但爱的背后可能还有沉重、责任、凄苦。若是遇到病魔缠身，爱也许不堪一击，疾病也许就是爱的试金石。笔者曾经的患者，一对情侣的爱却没有在疾病面前凋零，让我感动至今……

美丽的姑娘小娟当年 25 岁，与青梅竹马的同学小林相恋 8 年。双双大学毕业后在一个三线城市谋得一份不错的工作，并准备结婚，在婚礼准备过程中，小娟在干活时突然出现心慌、气短，她以为是筹备婚礼操劳过度，没有在意。她被小林硬拖到医院，但检查的结果却令他们惊呆了，心脏彩超发现小娟心脏扩大，超过正常人的 30%，被诊断为扩张型心肌病。因为他们一位朋友的父亲就死于心肌病，他们心里都知道，一旦患上这个疾病就意味着将来不能要孩子，夫妻生活受限，而且这种疾病随时有生命危险。

此时小林毅然做出决定，今生非小娟不娶，承诺相守一生，住院期间更是寸步不离、悉心照顾。在小娟心力衰竭控制出院后立马办理了结婚证，他还辞去了工作，在网上开了一家店铺以便有更多自由时间照顾妻子。当他们找到我时，根据小娟各项检查，我建议她做一种"心脏再同步治疗"，尽管价格不菲，对于这小两口来说是个天文数字，但小林毫不犹豫地接受了，后来得知他借遍了所有亲戚朋友的钱才凑齐手术费用。当这本该在电视剧里上演的故事，真正出现在眼前的时候，医院将治疗过程中能减免的费用都给他们省掉了，并为他们争取到医院的困难救助金。

他们的真爱也许真的感动了上天，命运也非常眷顾这对有情人，术后效

五、心肌病篇

果非常理想，小娟心脏缩小，心功能恢复得也很快。当然，今后在彻底战胜疾病的过程中他们还有很长的路要携手走下去，笔者也非常愿意用自己的医学知识继续帮助他们和更多的心肌病患者走出疾病的阴霾。"在疾病面前我愿意陪您坚强地走下去。"——这是小林的诺言，为了让这份陪伴更加有质量、有效果，小林的一些疑问我们一起回答。

 1. 心肌病有几类？哪些人会患心肌病？

小娟一直疑惑，自己上学时，虽然经常感冒，但身体整体情况还算可以，自己怎么就突然得了心肌病？除此之外还有没有其他类型的心肌病？

其实除了像小娟这样的扩张型心肌病外，还存在着其他类型的心肌病。心肌病是一组异质性心肌疾病，主要表现心室的肥厚或扩张，可局限于心脏本身，也可为系统性疾病的部分表现。

根据心肌病变类型不同分为原发性心肌病和继发性心肌病，原发性心肌病包括像小娟这样的扩张型心肌病，还有肥厚型心肌病、限制型心肌病、致心律失常型右心室心肌病、左心室致密化不全及离子通道病（包括长 QT 间期综合征、短 QT 间期综合征、Brugada 综合征、儿茶酚胺敏感性室速等）；而继发性心肌病是全身性疾病的一部分，是后天获得性的疾病引起的心肌病变，主要包括糖尿病性心肌病、贫血性心肌病、甲亢性心肌病、心律失常性心肌病、围生期心肌病、感染性心肌病等。

原发性的心肌病病因不明，大多与基因和遗传有关，

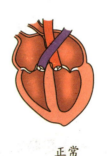

正常　　　　扩张性心肌病

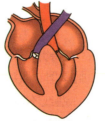
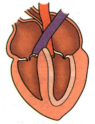

肥厚性心肌病　　限制性心肌病

有些属于家族性发病；继发性心肌病主要与感染、免疫反应异常、营养代谢不良、内分泌疾病、贫血、缺血及敏感性体质有关。

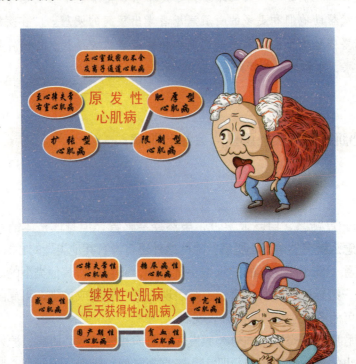

吕风华

2. 心肌病会遗传吗？是不是特别容易猝死？

说到遗传性心肌病，首先得介绍的是肥厚型心肌病（hypertrophic cardiomyopathy，HCM），肥厚型心肌病是一种以心肌肥厚为特征的心肌疾病，主要表现为左心室壁对称性或不对称性的增厚，这样会造成心室腔变小，就像我们装修房子一样，墙壁太厚了，空间就会变小，心室容纳的血量

五、心肌病篇

就会少了很多，这样就会导致身体不能得到足够的血液，尤其是需血量最多的大脑，所以患者就有可能出现眩晕、晕厥；当心肌缺血时会出现胸痛、恶性的心律失常，甚至会猝死，所以一旦一个家族出现这样的患者，其他有密切血缘关系的亲属也有必要去医院做一个心脏超声的检查，防患于未然。

尽管肥厚型心肌病是青少年运动猝死的最主要原因之一，少部分患者会逐渐出现心力衰竭，但不少的人症状比较轻，预期寿命可接近正常人。

与遗传有关的、家族性发病的心肌病还有致心律失常型右心室心肌病，也叫右心室发育不良心肌病。说到这种心肌病，让笔者想起另外一个家庭的故事，2008年笔者在加拿大多伦多总医院进修学习的时候遇到母子三个人都发生了致命性的恶性心律失常——室性心动过速，被医生诊断为致心律失常型右心室心肌病。最初是16岁的大儿子在一次体育活动后突发性的胸闷、胸痛，心率特别快，到医院做了心电图和心脏超声检查，确诊为这类疾病，当时医生建议他植入一种能够自动除颤的起搏器（ICD），但他的母亲认为孩子这么小，怎么可能会得这样的病，从感情上不愿意接受这个事实，也不相信医生的判断，拒绝了医生为孩子植入ICD的建议；但天不遂人愿，后来大儿子还是因为反复发生的恶性心律失常而猝死了。1年之后13岁的小儿子出现了和大儿子一样的病症，她二话不说就让医生给她的小儿子植入了ICD。本来以为这个故事可以结束了，但对于这个母亲来说却只是开始，她本人因为经常忧心忡忡、担惊受怕，最终也因为室性心动过速的反复发作安装了ICD。类似的家族性疾病的确很可怕，幸运的是现在医疗技术的发展，一些器械的治疗挽回了不少患者的生命，大大延长了他们的生存期！

另外还有一种与遗传有关的是心肌致密化不全性心肌病，这种心肌病是在胚胎发育过程中心外膜到心内膜致密化过程提前终止，临床表现和扩张型心肌病类似，超声下可以显示心肌呈蜂窝状改变，血液在这些小陷窝里来回流动，很容易形成血栓，一旦血栓脱落，很容易引起血栓栓塞，所以在治疗时还要加用预防血栓栓塞的抗凝药物。

吕凤华

医生和您说说"心"里话

3. 后天获得的心肌病会猝死吗?

在2016的夏季发生了这样一个故事:一个经历了黑色高考的小姑娘考取了某大学,伴随着喜悦的心情借来了八千多元钱准备踏入梦寐以求的大学校园,但是借来的钱还没有来得及用上就丢失了,她不能承受这种极度的打击,便带着遗憾猝然离世,永久地离开了浪漫的大学生活。

我还遇到一对恩爱的中年夫妻,丈夫突发脑梗死入住医院的抢救监护室(emergency intensive care unit,EICU),妻子便在EICU门口,少吃、少喝、少休息,守候了十天十夜后猝然倒下,因心电图显示的是急性心肌梗死样改变,心内科的医师急诊做了冠状动脉造影,结果显示冠状动脉基本正常,但她还是离开了昏迷中的丈夫,伤心地走了……

这两个故事中的主人公离世的原因叫"伤心综合征"!这不是故事,而是造成她们猝然离世的疾病。

伤心综合征又叫心脏气球样变,本病少见,多发生在情绪急剧激动或精神刺激时,如亲人离世、地震或某种侵入性手术后突然出现胸痛,超声下可以看到心室中部或心尖部膨出,严重时可造成心脏破裂。这种疾病最好的治疗是安慰和支持。因此,治愈心脏疾病不仅仅靠药物,还需要更多的理解和关爱,"双心治疗"是目前开展的治疗心脏疾病的另一个重要手段!

吕凤华

4. 女性心肌病可以生育吗?围生期心肌病是怎么回事?

患了心肌病的小娟感到非常不安,一直想知道将来能不能有一个自己的孩子?她还得知有一种围生期心肌病,会不会和自己的病有关联,会不会影响她和小林在结婚后顺利地生一个可爱的宝宝?小林也非常渴望学习到心肌病的治疗及日常应该注意的问题,以便更好地照顾妻子。

现在再介绍一下小娟担心的另外一种心肌病，围生期心肌病（peripartum cardiomyopathy，PPCM），这个疾病是因为产妇在生产的过程中，因为巨大的能量消耗造成心肌细胞的损伤，使心脏急剧扩大，临床表现和扩张型心肌病类似，有可能会严重危害孕产妇健康；这种心肌病的发生主要出现在产前后2~20周内，有心慌、胸闷、呼吸困难、恶心、呕吐、上腹部疼痛、双下肢水肿等症状，体格检查发现心界扩大、肺部湿啰音、肝大，心电图、超声心动图、胸部X射线片可以协助诊断。

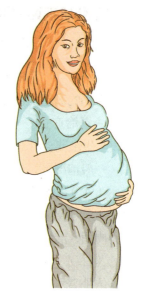

围生期心肌病多见于30岁以上的孕妇，发病的危险因素还有高龄、妊娠期高血压、贫血、糖尿病、多次妊娠、多产、双胞胎、黑色人种、肥胖、吸烟及可卡因等精神药物依赖等。此外，青春期妊娠、产前保健不佳、哺乳、剖宫产、饮酒、过多饮用咖啡及心血管疾病家族史也与围生期心肌病发病有关。

本病的治疗和扩张型心肌病类似，但是令人欣慰的是这种心肌病如果治疗及时、治疗彻底的话心脏可以完全恢复正常，这是在心血管疾病中可以完全治愈的疾病之一，对所有围生期心肌病的女性来讲还是有机会生育的。

吕风华

5. 心肌病如何早期发现？需要做哪些检查？

心肌病是由不同的原因所引起的心脏机械和电活动的异常，主要表现为心室的肥厚或扩张，可局限于心脏本身，也可为系统性疾病的部分表现。心脏超声是最敏锐的检查手段。

很多心肌病的患者早期一般没有症状，不容易被诊断。因此应定期体检，如果有心悸、胸闷、夜间不能平卧入眠等症状时要及时做心电图和心脏超声检查，及时发现有无心律失常、心脏有无解剖结构的改变，必要时做X射线检查，排除有无心外形的改变。对于家族性心肌病的人群更应该及时做心脏超声检查或基因检测，以及早发现病变。

吕凤华

 6. 心肌病如何治疗？生活上注意什么？

小娟的彩超提示心脏扩大，诊断为扩张型心肌病。她平时经常感冒，但没有认真治疗过，可能是由病毒及炎症引起了心肌损害。所以对小娟的治疗，医生主要会针对病因和对症治疗。

一般情况下，扩张型心肌病的治疗包括以下几个方面。

（1）积极寻找病因并给予相应的治疗。小娟是由于反复感冒引起心肌病，主要需要控制感染。如由其他病因引起，则给予相应治疗，如严格限酒、戒酒，治疗内分泌疾病或自身免疫病等。

（2）早期给予利尿剂、洋地黄类药物，改善症状。还需要给予美托洛尔、依那普利之类的药物，从小剂量开始，逐渐滴定到可以耐受的剂量，长期应用改善预后，并使心脏恢复到接近正常大小。用药时要避免低血压。

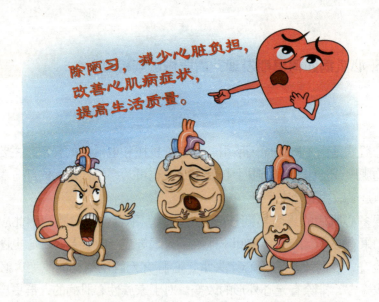

五、心肌病篇

（3）必须强调休息、避免劳累，避免情绪紧张，保持良好的睡眠，让心脏也得到很好的休息，以免病情恶化。

（4）饮食上应注意少食多餐，保证低盐饮食，每天摄入4~6克盐，一日可以进4~5餐，每餐吃六七成饱，减轻心脏及胃肠道负荷。每日要膳食均衡，多进食蔬菜、水果，饮食清淡，少吃油腻、难消化的食物，多吃蛋白质丰富、易消化的大豆及豆制品。切记不能暴饮暴食，不能吃过多的大鱼大肉等。对于每日的饮水量要保持适量，因为扩张型心肌病患者大量喝水会增加心脏负担，致使病情加重。

吕风华

7. 心肌病有什么特效的治疗方法？

像小娟这样的疾病同样可以给予器械植入的治疗，如果满足了一些必备条件的话可以植入一种三腔起搏器，从而起到心脏再同步化的作用，所以将来要一个健康的宝宝还是可以的。当然目前小娟还是首先考虑优化的药物治疗，暂时不要考虑要孩子的问题，一方面身体状况不允许，因为妊娠会严重增加心脏负荷，加速心肌病的发展，另一方面长期的药物治疗对胎儿的生长发育也会带来不利的影响。随着医疗技术的发展，现在也逐渐出现了一些新的药物，如诺新妥等这些新药的应用，会明显缩小心脏、改善心脏功能，所以小娟即便不植入三腔起搏器治疗，还是有可能要一个可爱的宝宝的！

吕风华

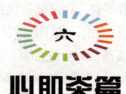

六

心肌炎篇

生命有时太脆弱，一场"感冒"成梦魇……

19岁的高中生小强，在高考之前的模拟考试中受凉后发热、乏力、鼻塞、流涕、咽痛，伴有轻度腹泻，但是平时学习紧张的他没有舍得休息，而是吃了点退烧药。可是，3天过去了，仍不见好转，并且出现气短、呼吸困难、心悸、头昏、极度乏力、食欲明显下降等情况。他感到自己实在支撑不下去了，让老师赶快叫来家长带他到医院。刚走到医院大门口小强就"不行啦"，满头冷汗、面色苍白、口唇发绀，幸亏急诊就在大门口，急救马上就地进行。通过一系列的检查小强被确诊为"暴发性心肌炎"，血压和心跳都到达了极限，医生说再晚来一步就没命了！

虽经当地医院积极治疗和抢救，但小强病情却持续恶化、生命垂危，床旁超声显示心脏几乎要停止跳动了，血压靠大剂量升压药也难以维持。考虑到病情进展较快，在医护人员竭尽全力抢救及家属的强大经济支持下，应用了最先进的体外膜氧合（ECMO）技术才挽回了小强的生命。

尽管小强恢复得不错，但他妈妈仿佛还没有从梦魇中醒来，一直陷于自责中，后悔没有及时带小强到医院，也一直困惑为什么这么多孩子感冒，却唯独小强成了心肌炎？心肌炎到底怎样预防？怎样早期发现？

无独有偶，就在小强出院的当天，病房内又送来了一个30岁叫小杰的患者……

30岁男性患者小杰，3天前受凉后出现头晕、发热，伴有乏力、恶心，自行口服退热药物治疗，头晕症状不见好转。1天前头晕症状加重，晨起时突然跌倒在地，其爱人听到声响后，发现小杰双眼上翻、面色发绀、肢

六、心肌炎篇

体紧张、口吐白沫，拍打后恢复了知觉，几分钟后又出现了一过性意识丧失，持续几分钟后意识自行恢复，但极度无力、困倦，出汗，几名家属紧急把他送到医院，急诊行心电图检查可见心率慢且节律紊乱，心率最慢仅 28 次 / 分，根据小杰的病史和心电图情况诊断为暴发性心肌炎、心室停搏。为了保证心脏的正常跳动，给小杰治疗的时机，心内科医生为他紧急安装了临时起搏器维持心率，急诊做心脏彩超看到心脏收缩非常弱，随即收住入院。院内及时给予小杰营养心肌、皮质激素类的药物，经过 8 天的积极治疗后痊愈出院，心电图和心脏超声检查完全恢复正常！这是心血管疾病中能够完全治愈的一种疾病，但如果治疗不及时、不彻底就会转为慢性的心肌病变，类似于扩张型心肌病的表现。

带着小强妈妈的疑问，结合小杰的发病情况，下面对大家关心的问题进行解答。

1. 什么是急性病毒性心肌炎，为什么感冒会发展为心肌炎？

急性病毒性心肌炎是指病毒感染引起的心肌局限性或弥漫性的急性炎症病变，暴发性心肌炎为急性病毒性心肌炎较重的一种类型，易引发心源性休克、急性充血性心力衰竭、阿－斯综合征（心源性晕厥），病情凶险且预后较差。

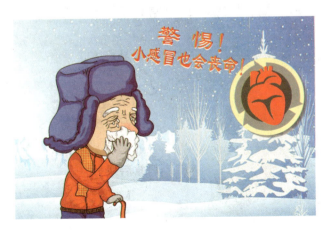

医生和您说说"心"里话

心肌炎常由病毒感染引起，尤其是以柯萨奇 B 组病毒为最常见，现代临床医学方面观点认为：心肌炎是心肌的炎症性疾病，最常见病因是病毒感染，病毒可以直接侵犯心脏，产生心肌细胞溶解作用，也可以与机体的免疫反应共同作用既损害心肌，还损害微血管。轻者可完全没有症状，重者甚至出现心源性休克及猝死。

吕凤华

2. 心肌炎是怎么确诊的？要如何治疗？

出现哪些情况应警惕是否为心肌炎呢？多数患者发病前 1~3 周有感冒或者腹泻的前驱症状，如发热、倦怠、肌肉酸痛，或者恶心、呕吐等消化道症状。1~2 周后会出现胸闷、胸痛、发热、呼吸困难、水肿等，若治疗不及时还会引发心力衰竭、心律失常等并发症，严重时甚至导致休克、猝死。

（1）心肌炎是心肌的炎症性病变，临床上以心肌活检为诊断的重要标准。

（2）多数患者发病前有病毒感染前驱症状，随后可能有心悸、胸痛、呼吸困难、水肿，甚至晕厥、猝死，尤其要警惕暴发性心肌炎。

（3）临床上初期的病毒性心肌炎大部分以"心悸"为主诉或首发的症状，心律过慢或过快时可以出现晕厥或阿－斯综合征。抽血检查如肌酸激酶峰值、肌酸激酶同工酶、肌钙蛋白、血常规等会有异常改变。

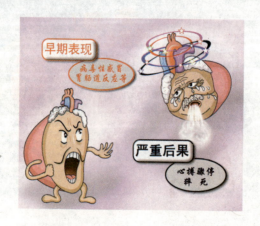

六、心肌炎篇

治疗主要包括抗病毒治疗和对症治疗。必要时根据情况可给予抗心律失常药物、利尿剂、改善心肌代谢等药物或心脏临时起搏器。老年急性心肌炎患者合并其他脏器或系统损伤的概率明显增加，若血流动力学持续不稳定，建议尽早应用机械辅助治疗，包括主动脉内球囊反搏或体外膜氧合等。

吕风华

3. 为什么有些心肌炎会要命？什么是暴发性心肌炎？如何早期发现？如何预防？

小强的妈妈一直困惑，为什么虽然都是心肌炎，但是有些经过药物、休息等治疗恢复得很好，而她家小强却险些要命？小强怎么就患上了暴发性心肌炎……

暴发性心肌炎是指急性心肌炎突然发生且进展迅速，很快出现严重心力衰竭、恶性心律失常、低血压或心源性休克，需要应用正性肌力药物或机械循环辅助治疗，如体外膜氧合、临时起搏器等。

暴发性心肌炎的重要特点就是血流动力学障碍。什么是血流动力学障碍？就是患者可迅速发生急性左心力衰竭或心源性休克，如大汗淋漓、极度的呼吸困难、端坐呼吸、咳粉红色泡沫痰，部分患者迅速出现少尿或者无尿等，皮肤呈现花斑样改变，意识障碍，甚至有些患者出现晕厥或者猝死；患者血压可以很低，心率可以很快或者很慢，可以高热或体温不升。急性期心脏彩超检查时可以看到患者心脏无明显变大，但心肌收缩力弥漫性减弱、左心室射血分数下降。胸片呈肺淤血的表现，同时化验结果可以看到肝、肾、凝血功能等均会发生异常改变，合并出现多脏器衰竭。

暴发性心肌炎患者多有前驱病毒感染的症状，比如发热、乏力、鼻塞、流涕、咽痛、咳嗽、腹泻等，但个体差异较大，许多患者早期仅有低热、明显乏力、不思饮食或伴有轻度腹泻，这些症状可持续3~5天或者更长，这是诊断心肌炎的重要线索，但因为症状不典型，易被大家忽视。当出现暴发性心肌炎时，患者可有气短、胸闷、胸痛、呼吸困难、心慌、头晕、极度乏力、食欲明显下降，约有90%暴发性心肌炎患者因为呼吸困难就诊，而

10%患者因为晕厥或者抢救后就诊。

吕风华

4. 暴发性心肌炎如何抢救？体外膜氧合是不是有神效？

一旦患者怀疑是暴发性心肌炎或拟诊本病，就需高度重视，尽早识别，快速反应，多学科合作，全力救治，帮助患者度过危险期。当患者出现严重低血压、心脏收缩力严重下降时，在应用血管活性药物、正性肌力药物同时，可以应用主动脉球囊反搏术、体外膜氧合等支持治疗。

什么是体外膜氧合呢？

体外膜氧合是走出心脏手术室的体外循环技术，又叫人工肺，包括血管内插管、连接管、动力泵（人工心脏）、氧合器（人工肺）、供氧管、监测系统。其功能是将非氧合血氧合成氧合血。其原理是将体内的静脉血引出体外，经过特殊材质人工心肺旁路氧合后注入患者动脉或静脉系统，起到部分心肺替代作用，维持人体脏器组织氧合血供。

体外膜氧合可移动，可以在最短的时间内支持呼吸、循环，保护重要脏器，大大提高了应急救治能力。适用于急性严重心功能衰竭、急性严重呼吸功能衰竭、急性肺损伤、心肺联合移植手术，还可以积极处理代谢性酸中毒、心肌炎、顽固性休克、无心跳供体的脏器保护等。

就在我们医院刚刚购置了体外膜氧合这个可以移动的"神器"，安装并可以正常使用的第 3 天，就来了一个以"发热 8 天，加重伴意识丧失"为主诉入院的小珠，年龄 28 岁，到医院时反复出现抽搐、血压测不出的情况，紧急心肺复苏术的同时，抽血查心肌酶谱显著升高，床边心脏超声显示心脏搏动非常微弱，心电图显示完全左束支改变，且出现多源、多形性短阵室性心动过速，诊断为"暴发性心肌炎"。医师给予抗病毒、大剂量的维生素 C、激素冲击治疗，并当机立断给予可以完全替代小珠心肺功能的体外膜氧合神器，为暴发性心肌炎的治疗争取时间。5 天后小珠的各项生命体征逐渐平稳，心电监护未再出现心律失常，心脏超声检测的射血分数也逐渐恢复，撤机，优化药物治疗，半个月后小珠出院回归家庭。对于那她来讲几乎是从

六、心肌炎篇

十八层地狱回到天堂,带着万分的感激向照顾她的医生、护士及伴随她5天的体外膜氧合神器告别。

对于临床医生来说,暴发性心肌炎发展迅速、病情危重,需予以高度重视,尽早识别和预判,尽早实施全方位救治,严密监护,不轻易放弃,将最新的一些抢救措施如全动脉球囊反搏术、体外膜氧合和连续性肾脏替代治疗(continuous renal replacement therapy,CCRT)等因病到位,即"以生命支持为依托的综合救治方案"实施救治,争分夺秒,以提高救治存活率,挽救患者生命。

吕风华

 5. 心肌炎可以被治愈吗?患心肌炎之后还可以正常工作和生活吗?

心肌炎可以分为急性期、恢复期、迁延期和慢性期。

(1)急性期是心肌炎的初发时期,一般主诉并不十分准确,症状变化多样,很容易导致误诊或漏诊。多数处于6个月以内。

(2)心肌炎的恢复期,一般情况下,临床症状和心电图改变等情况逐渐有所好转,由于心肌细胞的自我修复较慢,损伤后也较难修复。该期疾病的病程多在6个月至1年以内。

(3)心肌炎的迁延期,处于该期的心肌炎患者临床症状反复发作,稍遇感冒或疲劳即再发,超声心动图检查心脏增大。病程多在1年以上,甚至数年。

(4)心肌炎的慢性期,可由急性病毒性心肌炎经多次病情反复演变而来,临床上亦可见于起病隐匿、误诊或漏诊,等到临床明确诊断时,已呈心肌炎的慢性期。心肌炎慢性期长期不积极治疗,其表现类似于扩张型心肌病,导致心肌细胞的不可逆性损伤,该期病程在1年以上。心电图检查可能存在房室或束支传导阻滞、前期收缩及交界性心律等。

对于心肌炎的患者,平时要适当运动,避免过度劳累、熬夜等,一旦出现上呼吸道感染、胃肠道感染,应尽早积极治疗,避免进一步发展为心肌炎。

切记心肌炎好了之后还需要定期复查，平时生活中注意增强体质，不能只注意"风度"而不要"温度"！

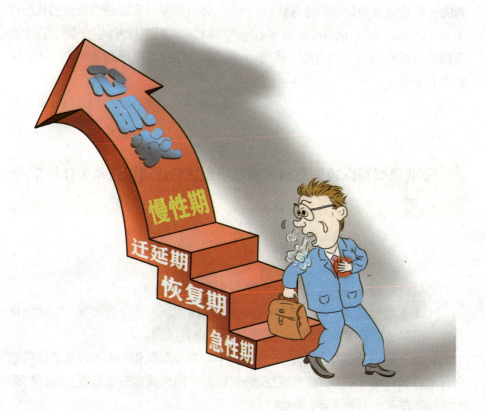

吕凤华

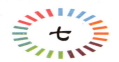

七

高脂血症篇

当下流行的"油腻",原来是个健康问题!

李科长年过四十有五,平时自觉身体健康,饮食无忌,单位体检多次告知血脂升高,而且抽出来的血像"猪油",但是他没有任何症状。医生让他吃降脂药,但有的同事告诉他他汀类药物伤肝脏,不如吃点保健品。结果,李科长不仅得了冠心病,还患了胰腺炎,虽然侥幸度过了鬼门关,但是对于高脂血症,他仍然有很多迷惑,不知道以后的生活该如何注意。

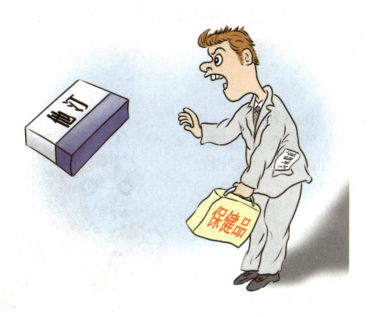

1. 什么是高脂血症？高脂血症与哪些因素有关？

脂质来源、脂蛋白合成、代谢异常或降解过程受体通路障碍等均可导致血脂异常。包括原发性血脂异常和继发性血脂异常，其中原发性血脂异常病因不明，为遗传和环境因素相互作用所致，大部分原发性血脂异常存在单一或多个基因突变，家族性脂蛋白异常血症由基因缺陷所致，基因突变导致脂质代谢过程受影响，最终引起家族性高胆固醇血症、高甘油三酯血症。

继发性血脂异常：其他多种疾病都可能引起血脂合成代谢异常，最终导致血脂异常，如甲状腺功能减退、库欣综合征、肝肾疾病、系统性红斑狼疮、骨髓瘤、过量饮酒等。某些药物长期应用如噻嗪类利尿剂、非选择性β受体阻滞剂均可引起血脂异常，长期大剂量应用糖皮质激素亦可引起高胆固醇血症、高甘油三酯血症。

吕凤华

2. 血脂化验单里面那么多项目，应该重点关注哪几项？哪些人需要筛查血脂呢？

脂蛋白分型包括乳糜微粒、极低密度脂蛋白、低密度脂蛋白、高密度脂蛋白和脂蛋白a，其中极低密度脂蛋白、低密度脂蛋白、脂蛋白a均为动脉粥样硬化的危险因素，可引起冠心病等动脉粥样硬化性心血管疾病，故临床除看重总胆固醇水平外，也关注极低密度脂蛋白、低密度脂蛋白和脂蛋白a。而高密度脂蛋白水平

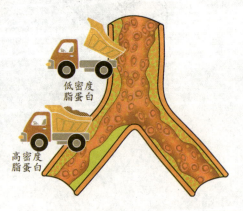

七、高脂血症篇

为胆固醇逆转运的重要方式，其水平下降是动脉粥样硬化性心血管疾病的危险因素。甘油三酯主要存在于乳糜微粒中，其不能进入动脉壁内，故一般不引起动脉粥样硬化，但甘油三酯过高易诱发急性胰腺炎。所以除了低密度脂蛋白外，其他项目也需要注意。

而最应该关注的低密度脂蛋白，其颗粒中胆固醇约占50%，是胆固醇含量最多的脂蛋白，也是导致动脉粥样硬化的主要危险因素。研究发现低密度脂蛋白每下降1毫摩尔/升，心血管事件相对危险降低20%，也就是说降低低密度脂蛋白可以减少冠心病的发生率。

建议20~40岁的成年人至少每5年检测1次血脂；40岁以上的男性和闭经期之后的女性应该每半年检测1次血脂；确诊有心脑血管疾病的患者每3个月检测1次血脂；因急性心脑血管病变而住院的患者应该在住院24小时内检测血脂。尤其对于那些存在高血压、糖尿病、有心血管疾病家族史的人群。

吕凤华

3. 血脂应该控制在什么水平才合适？

血脂主要包括总胆固醇（total cholesterol，TC）、甘油三酯（triglyceride，TG）、低密度脂蛋白胆固醇（low density lipopropein cholesterol，LDL-C）、高密度脂蛋白胆固醇（high density lipoprotein cholesterol，HDL-C）。其中高密度脂蛋白胆固醇虽然被称作是"有益"胆固醇，但好胆固醇并不是越高越好，过高同样地会增加心血管疾病风险（表7-1、表7-2）。

表7-1 血脂异常诊断及分层标准/（毫摩尔/升）

分层	TC	LDL-C	HDL-C	非-HDL-C	TG
理想水平	–	< 2.6	–	< 3.4	–
合适水平	< 5.2	< 3.4	–	< 4.1	< 1.7
边缘升高	5.2~6.19	3.4~4.09	–	4.1~4.89	1.7~2.29
升高	≥6.2	≥4.1	–	≥4.9	≥2.3
降低	–	–	< 1.0	–	–

表 7-2 不同 ASCVD 危险人群降 LDL-C 及非 -HDL-C 治疗达标值 /（毫摩尔 / 升）

危险等级	LDL-C	非 -HDL-C
低危、中危	< 3.4	< 4.2
高危	< 2.6	< 3.4
极高危	< 1.8	< 2.6
超高危	< 1.4	< 2.2

注： ASCVD 为动脉粥样硬化性心血管疾病。

吕凤华

4. 怎样降低或预防动脉粥样硬化性心血管疾病的风险呢？

现在越来越多的研究证实，降低 LDL-C 可以降低或预防动脉粥样硬化性心血管疾病的风险，对于不同年龄段的人群有不同的要求。

（1）对于 0~19 岁的人群，健康生活方式可预防或减少动脉粥样硬化性心血管疾病风险，但是如果被诊断为家族性高脂血症，也必须服用他汀类药物降脂治疗。

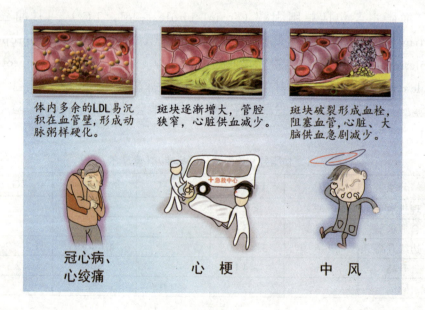

七、高脂血症篇

（2）对于20～39岁的人群，需要评估动脉粥样硬化性心血管疾病风险，如有早发动脉粥样硬化性心血管疾病家族史且LDL-C≥4.1毫摩尔/升，要考虑用他汀类药物治疗。

（3）对于40～75岁，如果1.8毫摩尔/升≤LDL-C＜4.9毫摩尔/升的人群，计算10年动脉粥样硬化性心血管疾病风险百分比，根据风险的高低选择策略：①如果风险＜5.0%为"低风险"，干预生活方式，不需要药物治疗；②如果风险在5.0%～7.5%之间为"临界风险"，需要在干预生活方式的基础上加用中等强度的他汀药物治疗；③如果风险7.5%～20%为"中度风险"；④如果风险≥20.0%为"高风险"。③④均需要在干预生活方式的基础上加用中等强度或高强度的他汀药物治疗。

吕风华

 5. 发现了血脂增高的患者应该如何调整饮食呢？

（1）在满足每日必需营养的基础上控制总能量，并改善饮食结构，减少总能量摄入（每日减少300～500千卡），限制胆固醇摄入量（＜300毫克/天），摄入脂肪不应超过总能量的20%～30%。

（2）每日碳水化合物以谷类、薯类和全谷物为主，建议每日摄入量200～300克，占总能量的50%～60%。要注意"粗细搭配""细杂搭配"：粗粮中含有丰富的B族维生素和膳食纤维类物质，对于血糖、血脂存在积极的作用，建议高血脂患者在主食的选择方面，每日粗杂粮的摄入量不得少于主食总量的1/3。

（3）多吃蔬菜、奶类、大豆。无论是蔬菜还是水果，其中都富含水分、维生素及矿物质等，有着不错的预防慢病的作用；促进身体循环、增加身体的免疫能力；建议水果的摄入量每天不少于350克，蔬菜不少于500克，深色蔬菜最少要占到一半。注意是新鲜蔬菜，而且是应季蔬果，不建议食用腌渍类食品。

（4）控制体重。维持健康的体重（体重指数20.0～23.9千克/平方米），保持腹围正常（男性＜90厘米、女性＜80厘米）。

（5）戒烟、限酒。若饮酒以低度酒为主，如红葡萄酒，应限制酒精摄入量在＜25克/天（男性）、＜15克/天（女性），或白酒、葡萄酒、啤酒摄入量分别为＜50毫升/天、100毫升/天、250毫升/天。

（6）增加运动量。每天30分钟中等强度运动，每周5~7天。

（7）减轻精神压力，保持心理平衡。

（8）多喝水。水分的充分摄入才能更好地增强身体的代谢；每日饮水量要达到1 500~1 700毫升，特殊工种或者炎热干燥的天气建议可以喝到2 000毫升左右。

（9）保证充足的睡眠时间。为了更好地保证血脂的正常，睡眠时间要充足，劳逸结合，睡眠时间至少要达到8小时，为身体健康保驾护航。

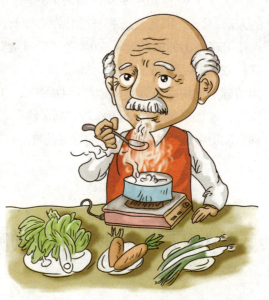

吕风华

6. 为什么甘油三酯高的人容易患胰腺炎？

随着生活水平的提高和饮食结构的不合理，血脂异常的发生率在快速地升高，如果甘油三酯的数值超过了安全范围，最急症的威胁就是发生胰腺炎。

甘油三酯的水平分级如下：①低于1.7毫摩尔/分升为正常范围；②在1.70~2.25毫摩尔/分升为轻度升高；③2.26~11.29毫摩尔/分升为中度升高；④在11.23~22.00毫摩尔/分升为重度升高；⑤超过22.6毫摩尔/分升为极重度升高。对于甘油三酯升高多少会引起胰腺炎，和每个人的体质有

七、高脂血症篇

关,一般认为越高引起胰腺炎的风险越大,尤其甘油三酯重度增高时的风险会大大增高!因为甘油三酯堆积在人们的胰腺中,会导致胰酶在胰腺内激活,继发引起胰腺组织自身消化、水肿、出血、坏死而发生急性胰腺炎。另外,暴饮暴食或大量酗酒后造成血液黏稠度增加,继之导致胰腺的组织低灌注、缺血,此类患者一定要控制饮食,不宜食用脂肪、蛋白含量过高的食物,需戒烟、禁酒,适当进行体育锻炼。

急性胰腺炎多见于中青年、男性患者,常伴随糖尿病、甲状腺功能减退、脂肪肝及肥胖等代谢性疾病。因此健康的饮食和生活方式是基石,少吃油腻性食物,少喝含脂量较高的汤;饮酒要量力而行,对于易发人群要尽量戒酒。

定期进行血脂检查,如果血脂升高,及早进行生活方式的干预或同时联合药物治疗,把血脂控制在合理范围之内,避免诱发胰腺炎。

吕风华

7. 什么是高尿酸血症?有什么危害?

高尿酸血症(hyperuricemia,HUA)是指在正常饮食状态下,非同日2次空腹血尿酸水平男性高于420微摩尔/升,女性高于360微摩尔/升,即称为高尿酸血症。

尿酸是细胞新陈代谢的产物,是细胞消耗能量后产生的代谢废物,是每天由称为嘌呤体的物质产生,经过肾脏于尿液中排出;当体内尿酸生成过多或者是排泄过少时,就发生了高尿酸血症。它是痛风的发病基础,尿酸蓄积就会呈现结晶化,在身体的许多器官组织中沉积,可表现为痛风性关节炎,耳郭、前臂伸面、指关节、肘关节痛风石。痛风石可小如芝麻,大如鸡蛋或更大,受挤压后可破溃,有白色豆腐渣样排出物;在肾脏沉积的话会导致肾脏病变,严重者可致急性肾衰竭。

部分患者可以终生有高尿酸血症,但不一定有痛风。当高尿酸血症同时合并高血压、血糖升高、高脂血症及代谢综合征、肥胖时会加速动脉粥样硬化的进程,很容易患心脑血管疾病,因此早期的生活习惯的改变和高尿酸血症的治疗非常重要。

高尿酸血症患者需控制饮食总热量，限制肉类、海鲜和动物内脏等食物摄取；每天饮水量需超过 2 000 毫升以上来加快尿酸的排出，尽量不饮用可乐、汽水、白酒、啤酒等，避免吃梨、荔枝、桂圆之类的水果，可以吃含碳酸氢钠的食物，如苏打饼干、土豆、芋头等。

如果已经确诊高尿酸血症，一方面可服用增加尿酸排泄的药物，如苯溴马隆、丙磺舒，另一方面可给予辅助降尿酸药，如氯沙坦控制血压、非诺贝特降低甘油三脂。应积极治疗，长期碱化尿液，控制体重，控制与血尿酸相关的代谢性危险因素，积极控制与心血管疾病相关的危险因素如高脂血症、高血压、高血糖、肥胖及吸烟，并且做好疾病预防，避免剧烈运动或损伤。

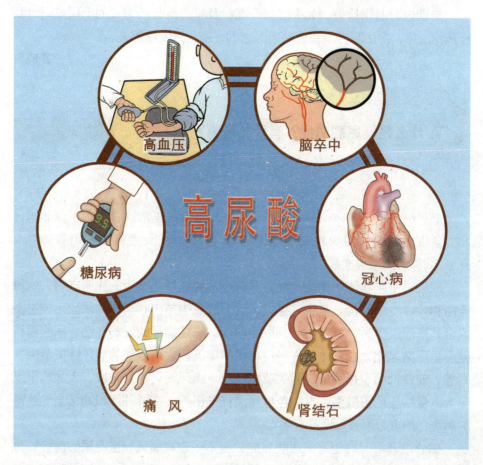

吕凤华

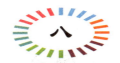

八

先天性心脏病篇

上帝喜欢她的芬芳，咬了她的心脏……

3岁的小女孩"满满"纤弱娇小，一双乌黑的眸子里闪烁着聪颖与敏感。她因为咳嗽、发烧急诊就诊，当我诧异她为什么来到心内科就诊而不去小儿科时，满满的妈妈主动告诉我，孩子患有先天性心脏病，正在等待手术最佳时间。孩子经过治疗，顺利恢复，因为有着同龄的孩子的缘故，我们也成了好朋友。

满满的妈妈因为对我的信赖，吐露了许多心里话：她怀孕24周就得知满满有先天性心脏病室间隔缺损，每一次的孕期及出生后心脏彩超复查，都在五味杂陈的祈祷中度过，尽管每次都是徒劳，她还是寄希望于奇迹的降临。尽管怀孕时许多人建议她把有病的孩子做掉，她还是执意接受这个孩子，并取名"满满"，即完整、完满的意思。经历了跌宕起伏的心情下无数个难眠之夜，她终于决定听从医生建议准备让满满做介入封堵治疗。

我也每次都劝说她："世上每个人都是被上帝咬过一口的苹果，都是有缺陷的。有的人缺陷比较大，因为上帝特别喜爱他的芬芳。满满不过是一颗被上帝狠咬一口的苹果，就只能既'咬'之，则'安'之。从容应对，何况现代医学技术的发展，能把孩子的疾病治愈，健康地成长"。尽管满满妈妈完全有了信心陪伴孩子完成治疗，但还是有许多的疑问。

为什么上帝偏偏咬中了满满，而没有咬其他孩子？是不是跟自己怀孕期间的饮食或母亲感冒有关系？是不是会遗传？会不会传染？怎样让上帝嘴下留情，避免再次怀上有心脏病的宝宝？怎么能早期及时发现？怎样做好相关的预防措施，孕育一个健康聪明的宝宝？

1. 先天性心脏病的发病原因有哪些？

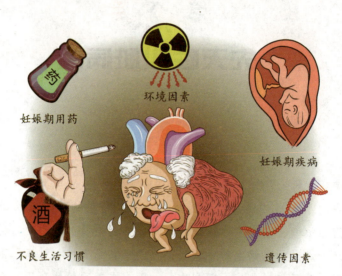

先天性心脏病的发病原因

先天性心脏病的发病原因多种多样，包括遗传因素、环境因素、妊娠期疾病、用药和不良生活习惯等。

（1）遗传因素　研究发现，很多疾病都跟遗传有关，先天性心脏病也不例外。有先天性心脏病家族史的父母生出患有先天性心脏病的患儿比普通人要高得多。一些引起先天性心脏病的基因可以通过显性或隐性遗传给下一代，目前已经证实跟遗传有关的先天性心脏病包括马方综合征、肥厚型心脏病、主动脉瓣狭窄等。患有此类疾病的父母在备孕时可以提前做个基因筛查，怀孕时做好规范的产前检查，对难以治愈或预后不佳的患儿，应尽早考虑及时终止妊娠，做好优生优育，避免此类患儿的出生。对于明确有家族性遗传基因致病的一些心脏病患者，可以在备孕前做基因筛查，结合辅助生殖技术和产前诊断技术，指导患者生育出不携带致病基因的子女，结束致病基因在家族中传递，也结束家族噩梦。

（2）环境因素　孕妇的工作和生活环境对胎儿有较大的影响，尤其在孕早期更为明显。环境因素包括物理、化学和自然环境。物理因素主要是放

八、先天性心脏病篇

射线，孕妇长期接触放射线会导致胎儿畸形的发生。化学因素主要是各种有害气体和重金属及油漆涂料、染料有机溶剂等，所以孕妇应尽量避免在刚装修好的房屋内生活，或者处于严重污染过的环境中，并加强防护，尽量避开可能导致畸形的各种环境因素。例如2011年地震和海啸导致的日本福岛核电站爆炸，导致该地区核污染极为严重，除了造成接受过核污染的人员癌症高发外，附近区域的先天性心脏病患儿也明显增加。

（3）妊娠期疾病　在孕早期，遭受过病毒感染可导致胎儿心脏发育异常，常见的病毒包括风疹病毒麻疹病毒和柯萨奇病毒，所以备孕的女性应加强锻炼和营养，尽量避免感冒。另外，患有糖尿病的孕妇，生出患有先天性心脏病的孩子的可能性也明显增加。

（4）妊娠期用药　在妊娠期，尤其是早期，不当用药有可能造成胎儿心脏发育畸形。目前的研究发现很多药物都会对胎儿造成影响，包括阿司匹林片、四环素类药物、避孕药、抗惊厥药物、苯丙胺和雌激素类药物等。所以孕妇一定要注意观察身体的变化，定期做好产检，服药时认真阅读药品说明书，必要时咨询大夫。

（5）不良生活习惯　良好的生活习惯是保证胎儿健康发育的必备条件，不良的生活方式会导致胎儿发生畸形的概率大大增加。在备孕或怀孕期间，孕妇吸烟和喝酒均会增加胎儿心脏发育异常的概率。

总之，先天性心脏病的发病原因不是单一因素决定的，往往是多个因素相加的结果。所有在备孕期和怀孕期间的准妈妈们都要规范地做好孕前和产前检查，远离各种危险因素，保持情绪乐观稳定，避免各种精神情绪的刺激，宝宝发生先天性心脏病的概率会大大下降。

刘刚琼

2. 常见的先天性心脏病包括哪些类型？

满满妈妈自从得知自己的女儿是心脏病以后，整日愁眉不展，到处打听哪里看得最好，在求医的道路上，她才知道原来先天性心脏病分很多种类型，她的宝宝得的是最常见的一种类型：室间隔缺损。医生告诉她不要急着做手术,还有机会再观察,患儿在出生后室间隔还有机会再长上。先天性心脏病都包含有哪些类型呢?她天真地问我:"上帝咬孩子时是不是哪里最香就咬哪里,咬到哪里哪里就缺损?"

(1)房间隔缺损　简称房缺,占先天性心脏病的6%~10%。房间隔缺损分为原发孔缺损和继发孔缺损,后者多见。原发孔缺损位于房间隔下部,常合并二尖瓣裂缺。而继发孔缺损可以单独存在,或与室间隔缺损、动脉导管未闭或其他复杂先天性心血管畸形同时存在。继发孔缺损位于房间隔上部,可分为中央型、上腔静脉型、下腔静脉型及混合型。因为左心房的压力大于右心房,所以房缺患者的血液由左心房向右心房分流,导致右心房、右心室和肺动脉血流量增加,致使肺充血,右心房、右心室增大。早期肺动脉压力正常或轻度升高,成年时可出现肺动脉高压。早期嘴唇无发绀,晚期可出现发绀现象。因房缺自然闭合的可能性很小,一般缺损大于1厘米或症状明显的患者,建议尽快手术治疗,手术年龄无明显限制。一般无明显症状患者,可在幼儿期完成手术,以免长期的血液分流影响患者的体格发育和心肺功能。如症状特别严重的,可在新生儿或婴儿期完成手术。

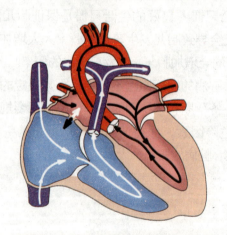

房间隔缺损

(2)室间隔缺损　简称室缺,占先天性心脏病的25%。室间隔缺损分为膜周型、肺动脉瓣下型、肌部型、房室通道型和混合型。由于心室的压力比心房压力高得多,因此室间隔缺损较房间隔缺损对患儿的影响更大,由左向右分流更严重。室缺可以单独存在,也可与房缺、动脉导管未闭和其他复杂先天性心脏病同时存在。单纯室缺的症状与缺损大小密切相关,缺损越大，由左向右分流量越多，造成肺动脉高压、右心室增大，主要表现为反复发生肺炎等呼吸道感染，体格发育落后和运动后胸闷、心悸等症状，小儿在吃奶时吮吸无力、喂养困难等心肺功能受损症状。早期嘴唇无发绀，晚期可出现发绀现象。一般直径大于 0.5 厘米的室缺，应尽早手术，而缺损直径较小，症状不明显的患者，不必急于手术，其中有 20% 的室缺可自然闭合。但有些患者随着体格发育，室缺非但未缩小闭合，反而越来越大，多无自然闭合的可能，应尽早手术，以免影响心肺功能。目前对存在严重心力衰竭和肺充血的大型室缺患者可在新生儿期和婴儿期实施手术，年龄并无绝对限制。

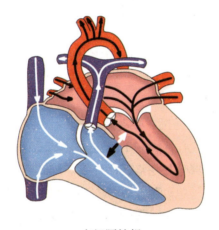

室间隔缺损

（3）动脉导管未闭　是最常见的先天性心脏病之一，占先天性心脏病的 20% 左右。动脉导管未闭可以单独存在，也可以合并室缺、主动脉缩窄、主动脉瓣狭窄、肺动脉瓣狭窄等心血管畸形。动脉导管未闭即动脉导管未正常闭合。在胎儿期，动脉导管的作用是将肺动脉的血流引导入降主动脉供应下半身。而出生后，随着体循环和肺循环的相互独立，婴儿在 1 个月内动脉导管会自然闭合。如果动脉导管未正常闭合，血液连续地从主动脉经未闭合的导管分流至肺动脉，使体循环血流量减少，肺循环及流至左心室的血流量增加，引起肺动脉扩张、肺充血及左心房、左心室、右心室增大，同时肺充血导致肺动脉高压。早期嘴唇无发绀，晚期可出现发绀现象。一般动脉导管未闭患者如果无明显心肺症状的话，建议婴儿期或幼儿期实施手术。如果引起心脏衰竭或反复肺炎等严重肺充血症状者，可在新生儿期实施手术。

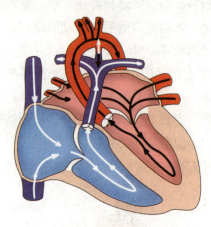

动脉导管未闭

（4）肺动脉狭窄　是指右心室漏斗部、肺动脉瓣或肺动脉主干及其分支等处的狭窄，占先天性心脏病的10%左右。肺动脉狭窄可单独存在，或作为其他心脏畸形的组成部分如法洛四联症等。肺动脉狭窄主要以肺动脉瓣狭窄为主，漏斗部狭窄、颈总动脉及其分支狭窄则很少见。肺动脉狭窄常引起右心排血系统受阻，压力升高，导致右心室肥厚与扩张，同时进入肺动脉内的血流减少，患者可能存在发绀或缺氧症状。轻度的肺动脉狭窄，如未引起严重缺氧症状的，可在幼儿期完成手术。有些严重的肺动脉瓣狭窄患者可能右心室存在发育不良，这样导致严重的缺氧，同时由于右心室的血液不能顺畅进入肺动脉，形成三尖瓣反流，如果是这样的话，建议在新生儿期或婴儿期实施手术。

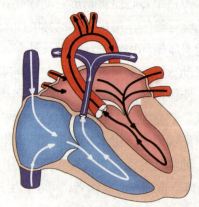

肺动脉狭窄

八、先天性心脏病篇

（5）法洛四联症　占先天性心脏病的7%~10%，是常见的发绀型先天性心脏病。病童多因缺氧发绀被发现，包括肺动脉狭窄、室间隔缺损、主动脉骑跨和右心室肥厚四种畸形。患者常出现口唇、皮肤和指甲发绀，手指和脚趾尖端出现类似鼓槌样的肥大，运动耐力降低，剧烈运动或哭闹后，由于位于肺动脉下的右心室出口处心肌痉挛而造成严重缺氧表现，称为"缺氧发作"，严重的缺氧如无法矫正的话，可致命。一般症状不严重的患者可在6个月大时实施手术。但对于缺氧症状严重的患者，手术年龄没有限制，越早越好。

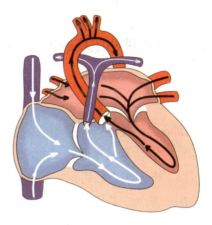

法洛四联症

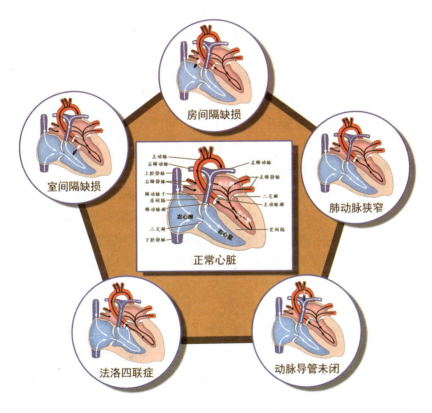

刘刚琼

3. 先天性心脏病患者都有哪些症状？如何早期识别和诊断？

满满妈妈在陪伴孩子看病的过程中积累了许多经验，她很想分享一下她的经验，但是不是专业人员的她想学习得更系统一些。怎么能尽早发现小儿是否得了先天性心脏病呢？都有哪些症状呢？

小儿先天性心脏病根据病变的复杂程度，可以表现出轻重不同的症状，病情轻的患儿可以在出生后的几年无明显的临床症状，甚至到六七十岁才发现，而有些严重的患儿在出生后短期内就危及生命。以下是一些常见的先天性心脏病患儿的临床表现。

（1）反复呼吸道感染　反复呼吸道感染是最常见的患儿到医院就诊的原因，除了常规的检查以外，医生一般会用听诊器听听心脏，很多有心脏杂音的患儿会被医生要求做心脏彩超，通过心脏彩超能够诊断出先天性心脏病。由于先天性心脏病的患儿在感冒时很容易肺部充血及抵抗力低下，即使轻微的感染也会引起患儿支气管肺炎，这样的孩子还很容易感冒或得肺炎，病情重，治疗时程长，恢复困难。

（2）喂养困难　在新生儿或婴幼儿时期，患儿会出现吮吸无力，呼吸急促，常因饥饿而大哭。在喝奶过程中常因气促而吸几口停一停，满头大汗。有的患儿还表现出呛咳或拒食。

（3）活动耐力减退和生长发育迟缓　由于过多的血液参与肺循环，心脏排入体循环的血流量相应会减少，全身重要的组织和器官血流量也会减少，这样导致患儿运动耐力差，活动后气喘明显，容易疲乏，同时由于喂养困难，营养较差，导致身体发育迟缓，各项生长指标（包括身高、体重等）均低于同龄的健康儿童。

（4）发绀　多表现为口唇发紫，尤其在患儿哭闹和活动后加剧。当患儿出现发绀时，往往预示着病情较重。

（5）蹲踞　蹲踞多出现在发绀型患儿中，表现为患儿在行走的过程中由于乏力而蹲下休息片刻后起来继续行走，如此反复的现象。这个过程压迫了局部的静脉血管，使下肢低含氧的血液暂缓回流到心脏；伴随因股动脉也被扭曲，流向下肢的动脉血阻碍增高，使全身动脉压力增高，于是，含氧量

八、先天性心脏病篇

低的右心室血液向含氧量高的左心室血液分流减少，更多的右心室血液经肺动脉到肺交换气体，获取氧气，使机体缺氧状况有所改善。

（6）晕厥　表现为患儿突发呼吸困难、发绀加重、失去知觉甚至抽搐，多发生在哭闹、排便时，也称为缺氧发作。

（7）杵状指（趾）　也叫鼓槌指（趾），表现为手指或脚趾末端增生、肥厚、膨大，犹如鼓槌末端一样，多在患儿2~3岁后出现，是法洛四联症的典型症状。这是由于身体末端长时间缺氧，手指及脚趾末节变得粗大、颜色变暗。

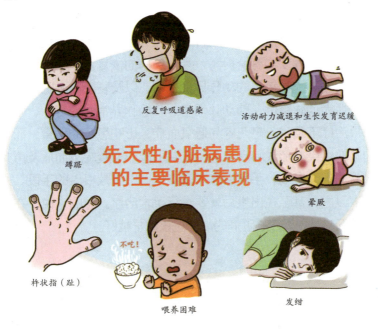

先天性心脏病患儿的主要临床表现

刘刚琼

4. 先天性心脏病的治疗时机，是否越早越好？

满满妈妈还有个疑问，为什么医生告诉她孩子的心脏病可以等等，而有的孩子却被告知要尽快手术？哪种类型严重，哪种类型不严重？哪些需要尽早手术，哪些可以缓一缓或者不用手术？啥时候做手术最合适？

医生和您说说"心"里话

先天性心脏病给很多人的印象是一种难以治愈的疾病，事实上这种理解是错误的。随着医学技术的发展，目前对于先天性心脏病的治疗无论是外科开刀还是内科介入，治疗水平已经达到非常成熟的水平。只要疾病得到合理的诊断和治疗，绝大多数的先天性心脏病的患儿都是可以治愈的，并且对今后的生活质量不产生明显的影响。所以，对确诊先天性心脏病的患儿来说，选择一个合适的治疗时机尤为重要。

手术治疗最佳时机取决于多种因素，包括先天性心脏畸形的复杂程度，患儿的年龄、体重、发育及营养状况。对于一般简单的先天性心脏病，比如小的房间隔缺损、室间隔缺损、动脉导管未闭有大约 20% 有望自然闭合，若到患儿 3 岁以后，仍然没有自然闭合的再考虑手术也不晚。此时患儿的耐受力和对治疗的配合程度均有所提高，利于疾病的恢复。但是对于较大的房间隔缺损、室间隔缺损和较粗的动脉导管未闭，以及复杂的心脏畸形（法洛四联症、完全性大动脉错位、肺动脉闭塞、肺静脉异常回流等），则需要尽早治疗。如果治疗不及时，患儿容易低氧血症，影响患儿的发育，而且容易伴发反复的肺部感染并形成肺动脉高压，并引起心力衰竭进而危及患儿生命，这时内科治疗难以奏效，手术治疗才是唯一可以有效根治的手段。这类患儿一般在 1 岁以内，甚至在出生后就要进行手术治疗。总的来说，在患儿条件允许的前提下，对先天性心脏病的治疗应该越早越好。

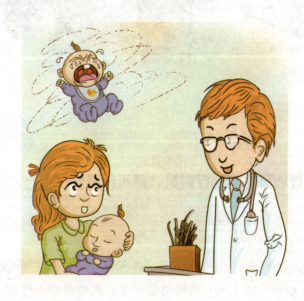

刘刚琼

八、先天性心脏病篇

 5. 先天性心脏病的治疗方法有哪些？

满满妈妈这几年最纠结的事情就是孩子到底该选择开刀还是微创介入治疗？当地的一家医院说他需要马上开刀动手术，把心脏的"洞"给封上；另外一家医院检查完以后，医生却说他可以接受心脏介入治疗，这样不用开刀，不留疤痕，以创伤极小的介入方式就把缺损的"洞"填补上了。在心脏病的治疗中，外科跟内科介入治疗有什么不同？哪些人适合开刀，哪些人适合介入？到底哪个更好？

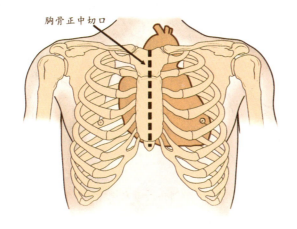

传统手术切口

传统开胸手术是在患儿全麻下从胸骨正中劈开，显露心脏，也叫心脏直视手术，大部分患儿手术过程中需要诱导心脏停止跳动，同时采用体外循环机来临时代替心脏和肺的功能进行工作，在手术结束后再恢复跳动。这类手术视野清楚，手术效果好，适用于大多数先心病患者特别是复杂先天性心脏病。但是由于手术创伤很大，恢复需要很长时间，手术切口造成的瘢痕也很影响美观，近年来发展起来的介入技术正在逐步应用到一些适合的患者中。

外科微创手术包括非传统路径进胸和胸腔镜辅助外科治疗。前者不是经过胸骨正中切口，而是采取右胸前外侧小切口或腋下直切口进胸腔，这类手术仍需要在全麻下进行，并且需要采用体外循环来临时代替心肺功能。胸腔镜辅助下外科治疗时在患儿右胸做数个直径 1 厘米左右的小切口，胸腔镜由此进入，整个手术在胸腔镜下进行。但此类手术的视野显露较为局限，对主刀医生和医院相关设施要求较高，仅用于一些简单的先天性心脏病治疗，而复杂先心病仍首推传统开胸手术治疗。

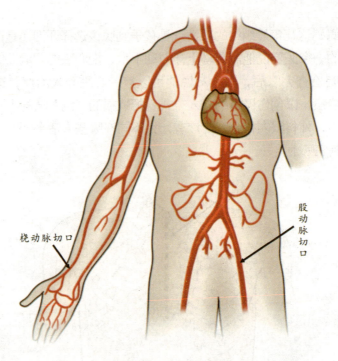

桡动脉切口　　股动脉切口

微创介入手术途径

先天性心脏病的介入治疗是在 X 射线引导下，通过对患儿大腿根部的股动脉、股静脉进行穿刺，将特殊的心脏封堵器或球囊通过血管送到病变部位进行缺损封堵或狭窄扩张。封堵器犹如一把小伞一样卡在缺损部位，将"洞口"堵住，之后的数个月内，心内膜上皮细胞逐渐爬满封堵器，在其上形成一层光滑的内膜，从而达到治愈疾病的效果。跟外科手术相比，它有很强的优势：①操作简便。介入技术避免了开胸、全身麻醉和体外循环，整个治疗过程仅需 1~2 个小时即可完成，操作更为简单。②创伤小。介入治疗仅在穿刺血管处留下针眼，患儿只需要术后平躺 12~24 小时，没有切口，无须缝合，不留疤痕。③安全性高。介入治疗不需要全麻和体外循环，这样就避开了全身麻醉和体外循环可能存在的风险，同时也避免了麻药对患儿各个器官

八、先天性心脏病篇

的不良反应,尤其是对患儿大脑智力发育的影响。④无须输血。介入治疗出血量很少,整个过程一般不需要输血,也避免了输血可能带来的潜在危害,比如传染性疾病和输血反应等。⑤恢复快。介入治疗的患儿 12~24 小时后可以下床活动,术后 3~4 天情况稳定可以出院,恢复正常的生活和学习,跟外科手术相比,介入治疗的患儿恢复时间明显缩短。

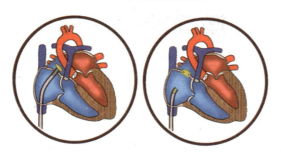

房间隔缺损修补术

总之,介入治疗虽然有很多的优势,但它仅适用于部分患者,还有更多的先天性心脏病由于"洞口"位置没有长在合适的地方,或者病变复杂,只能接受外科治疗。

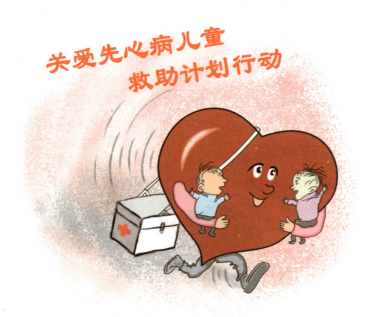

刘刚琼

九

肺动脉高压篇

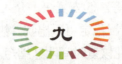

花季"蓝嘴唇"少女与"伟哥"背后的辛酸故事……

"西地那非"也被叫作"伟哥",是俗称的壮阳药。您能想象吗:一个年仅 8 岁的小女孩,在她最天真烂漫的花季,每天却要靠吃这种药续命!

这里要讲的不是电影情节,而是真实的故事:一个小女孩竟然说要买"伟哥"?而且一买就是 10 盒,每盒 500 元。在场的药剂师和店员错愕之余又很生气,心想哪个家长那么不靠谱,竟让自家的小孩来买这种药。小雅妈妈只能一次又一次忍泪解释:"伟哥"是小雅的"救命药"。别人异样的眼光和围观,让小雅感到很不解——"我,是怪物吗?"

生日那天,她画了一幅自己的自画像,图上的小雅穿着粉色纱裙,戴着皇冠,蓝色的嘴唇显得鲜艳,甚至是刺眼,更是心酸……

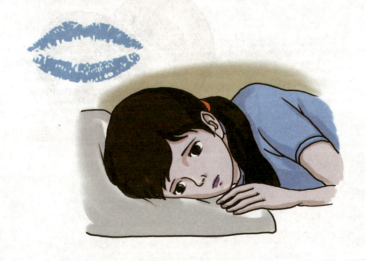

九、肺动脉高压篇

1. 小雅的"蓝嘴唇"到底是一种什么病？有哪些症状？

小雅这个疾病尽管有一个极其梦幻的名字——"蓝嘴唇"，可惜的是，这个名字与浪漫无关，却与生死相连，叫作肺动脉高压。肺动脉高压是一种复杂的、慢性的、目前治疗效果较差的心肺血管疾病。罹患肺动脉高压的患者往往有一个共同的外表特点：嘴唇乌紫。患者由于缺氧导致嘴唇、指甲呈现不同程度蓝紫色。由于这类疾病都有肺动脉压力升高的表现，所以称为肺高血压。换句话说，肺高血压是一种特殊类型的高血压，病变血管局限于肺循环。

肺的作用是气体交换，把富含二氧化碳的静脉血通过肺循环变成富含氧气的动脉

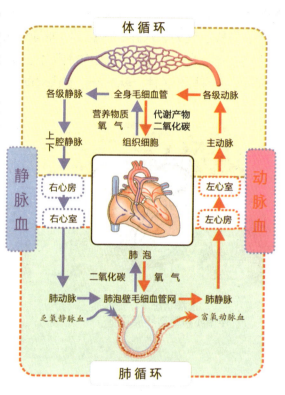

人体血液循环模式图

血。全身的血液通过静脉系统回到右心，右心把血液泵入肺动脉，在肺毛细血管进行气体交换，血液里的红细胞吐出二氧化碳，吸入氧气，就变成富含氧气的动脉血，再由左心系统输送到全身各器官满足身体需求。在这个过程中，如果肺血管的管腔变细，通过肺血管的血流会增快，肺血管的压力也会升高。这就像喷水管的喷头堵了一样，水流会喷得更远，冲击力也会更强。变快的血流损伤肺动脉内膜，造成肺小动脉内膜增生和微血栓的形成，长期这样就会形成肺动脉高压，血管阻塞进一步加重，这种恶性循环，使得肺动脉压力持续升高。正常的肺动脉平均压不超过 25 毫米汞柱，如果 ≥ 25 毫米

汞柱就可以诊断为肺动脉高压。

    患者最常见的症状就是活动后胸闷、气喘，跟活动明显相关。早期的表现是重体力活动或上楼梯时胸闷、气喘，休息后能缓解。随着病情加重，轻度体力活动就会出现症状，甚至休息的状况下也不能缓解。还有30%的患者会出现胸痛，多在活动时出现。其持续时间、部位和疼痛性质多变，并无特异性表现。肺栓塞患者常有突发剧烈胸痛，与心绞痛类似。还有一部分患者合并有晕厥、乏力、水肿、咳嗽、咯血等症状。如果出现其他原因无法解释的上述临床症状，应考虑肺动脉高压可能。症状的严重程度与肺动脉高压的发展程度有直接相关性。就是说，症状越重，疾病可能越严重，反之亦然。

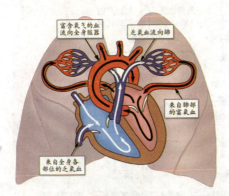

正常状态下
体循环和肺循环模式图

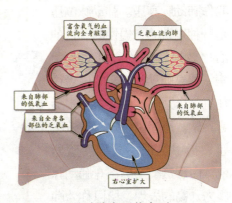

肺动脉高压状态下
体循环和肺循环模式图

刘刚琼

2. 肺动脉高压有办法早期发现吗？

    普通人的意识里，都是有病才会去医院。小雅的病早期很容易误以为是劳累引起的，胸闷、气喘症状跟活动明显相关，休息后可以很快缓解，所以早期发现的机会很小。当闷气越来越重，不动就气喘才会迫使她就医，这个病由于发病率低，有些医生也不能轻易判断，甚至走了很多弯路最后才发现是肺动脉高压惹的祸。

九、肺动脉高压篇

确诊肺动脉高压最有意义的检查是心脏彩超和右心导管检查。心脏彩超是筛选肺动脉高压最重要的无创性检查方法,可以测定肺动脉压力。目前国际推荐超声心动图拟诊肺动脉高压的标准是肺动脉收缩压≥36毫米汞柱。

心脏超声和目前被称为诊断肺动脉高压金标准的右心导管检查相比优势更多:第一,右心导管检查有创伤、操作复杂及费用昂贵的缺点,不适合在普通人群中开展,只能针对疑似肺动脉高压的患者。而心脏超声是最好的筛查可疑患者的手段,临床上只有超声检查疑似肺动脉高压的患者才进行右心导管检查。第二,心脏超声还可用于对高危人群的筛查。相据国外的要求,肺动脉高压患者应该每半年复查一次右心导管检查。根据我国国情,这显然是不现实的。那么,心脏超声检查就是最好的替代方法用来监测患者的病情。虽然心脏超声的数据有误差,但是我们可以通过比较前后数值的变化趋势来评估患者的病情。第三,心脏超声的用途远不止测定肺动脉压力这一项。通过超声检查,医生可以全面的评估患者心脏功能(包括左心和右心),发现其他心脏疾病。最后,如果孕妇疑诊肺动脉高压,心脏超声检查是唯一能使用的诊断手段。所以说无论在筛查、诊断和随访时,心脏超声都是肺动脉高压患者首选的无创检查。

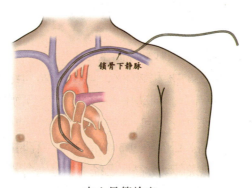

右心导管检查

右心导管检查是在X射线透视引导下,经静脉插入心导管至右侧心腔及大血管的检查方法,是确诊肺动脉高压的金标准,也是诊断和评价肺动脉高压必不可少的检查手段。右心导管检查主要用于中心静脉压、右心室压、心输出量、肺动脉压等的测定。其临床意义有:①记录各心腔和心血管压力曲线,有助于对各部位压力及异常进行分析。②测定各心腔和血管血氧含量,是计算心输出量、分流量的基本依据。③心腔间分流诊断,有助于了解其分流水平、分流量及心功能状态。④心输出量、心排血指数和阻力计算，有助于了解心功能状态。⑤危重患者血流动力学监测，可获得心输出量、心排血指数、右心房压、肺毛细血管楔压（pulmonary capillary wedge pressure，PCWP）及肺动脉压等重要血流动力学参数，用于评估患者心功能。

刘刚琼

3. 肺动脉高压是"心血管癌症"吗？

小雅的妈妈听说肺动脉高压被称为"心血管癌症"，患病率才万分之一，目前尚无法治愈，仅能基础治疗，大部分人活不过 3 年。这是真实情况吗？

肺动脉高压是一类以肺血管阻力进行性增高为特点，最终导致右心力衰竭甚至死亡的恶性进展性疾病。特发性肺动脉高压发病率为每年 1~2/100 万，尤其是女性发病率较高，平均年龄 36 岁。先天性心脏病、静脉栓塞病史、结缔组织疾病如红斑狼疮、系统性硬化症等患者或长期使用抑制食欲的减肥药人群，罹患肺动脉高压的概率成倍上升。

2006 年之前，我国特发性肺动脉高压的 1 年、2 年、3 年和 5 年生存率分别为 68.0%、56.9%、38.9% 和 20.8%，与美国 20 世纪 80 年代的生存率相似，被称为"心血管癌症"。肺动脉高压靶向治疗药物的使用明显改善了患者的临床症状，推迟临床恶化时间，提高生活质量，使得我国肺动脉高压患者的生存率有了显著提高。目前超过 50% 的患者生存时间大于 5 年，已接近于发达国家的水平，可以说肺动脉高压已经不再是一个"不治之症"了。

肺动脉高压的治疗非常强调基础疾病的治疗，除了特发性肺动脉高压外，其他肺动脉高压都继发于其他基础疾病。对于患者而言，肺动脉高压其实只是一种严重的"并发症"。所以，只治疗"并发症"而不治疗基础疾病，其疗效可想而知。而且，某些类型的肺动脉高压会随着基础疾病的治愈而消失。比如：对心脏瓣膜病的患者施行修补术或瓣膜置换术后，患者的肺动脉高压常常也随之消失。通过肺动脉血栓内膜剥脱术取出肺动脉内的血栓，是可以治愈血栓栓塞性肺动脉高压的唯一手段。所以，积极治疗原发病是改善肺动脉高压患者预后的有效手段。

刘刚琼

4. 肺动脉高压的治疗方式有哪些？

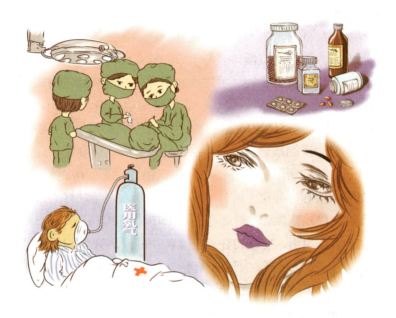

目前肺动脉高压的治疗除了基础疾病的治疗外，还包括吸氧、抗凝、利尿剂、地高辛等非特异性治疗，针对肺动脉高压发病机制的某些关键环节进行干预的特异性治疗即所谓靶向治疗，以及手术治疗。

肺动脉高压的治疗目标分为短期目标和长期目标。其中，短期目标是为了稳定病情，控制或延缓病情的进一步恶化，改善心功能和临床症状；长期目标则是延长患者的生存时间，改善生活质量。根据病情的轻重缓急要设定个体化的治疗目标。其中评判一种治疗方法最根本的标准是患者的生存时间增加。就像高血压、糖尿病需要终身治疗一样，肺动脉高压的治疗也是如此。无论何种类型的肺动脉高压，如果肺动脉压力恢复正常后停止用药，患者可能有一段时间保持正常，但随后症状就会复发，肺动脉压力也恢复之前的水平。

肺动脉高压的患者很容易出现心力衰竭。心功能Ⅰ～Ⅱ级的患者可以参加工作，但尽量避免从事较重的体力劳动。工作地点最好选在通风良好的位置，防止缺氧。此外，尽量避免情绪的剧烈波动，保持相对平和乐观的心态。非常重要的一点是，绝不能因为工作而耽误规律服药。对心功能Ⅲ级及以上的患者不建议外出工作，以免加重病情。在一起工作的同事中，应至少有一个人清楚患者病情，一旦患者在工作中出现晕厥等情况，可以及时将患者送急诊治疗并与医生沟通病情，使患者能得到及时治疗。一旦在工作中出现心力衰竭加重，应立即停止工作休息，有条件者，应吸氧治疗。

对肺动脉高压而言，由于患者普遍存在缺氧，往往会造成继发性红细胞增多，继而血液流动速度减慢，容易形成血栓。而肺动脉内微血栓形成也是肺动脉高压发病机制中重要的环节之一。所以，应用抗凝药物来预防微血栓形成对肺动脉高压患者非常重要。一般血常规检查提示血红蛋白液度超过150克/升时，即应考虑使用抗凝治疗。而华法林是最常用的抗疑药物。还有一种导致肺动脉高压的基础病叫慢性血栓栓塞性肺动脉高压，这个病的根本致病因素就是血栓，所以抗凝是必要的基础治疗。服用华法林的患者需要定期监测凝血酶原国际标准化比值（INR），来判断服用华法林的效果是否达标或过量。慢性血栓栓塞性肺动脉高压患者 INR 值应维持在 2.0~3.0 之间。对于其他肺动脉高压患者，应维持在 1.5~2.0 之间。INR 值过低，药物无法发挥抗凝作用，INR 值过高，则会引起出血风险增加。在服药之初，至少每 5 天应复查 1 次 INR 值，直至结果连续 2 次在达标范围之内。此后，应每月至少复查 1 次 INR。

刘刚琼

5. 故事开始提到的"伟哥"，是治疗肺动脉高压的特效药物吗？

其实"伟哥"是肺动脉高压靶向治疗药物之一。靶向治疗，是指针对肺高血压发病机制的某些关键环节进行干预的特异性治疗，此类药物的疗效确切，能显著改善患者的症状和生存时间，但价格昂贵。目前靶向药物主要有三大类：①前列环素类似物，如依前列醇、伊洛前列素、贝前列素；②内皮素受体拮抗剂，如波生坦、安立生坦；③ 5 型磷酸二酯酶抑制剂，如西地那非、伐地那非、他达拉非。尚有多种新型靶向药物正在进行临床药物试验，如鸟苷酸环化酶激动剂、口服曲前列环素、组织型内皮素受体拮抗剂等。

根据靶向药物的使用情况，可以将肺动脉高压的治疗分为三个时代：零靶向治疗时代、不充分靶向治疗时代和充分靶向治疗时代。

（1）零靶向治疗时代：以印度和2006年以前的中国为代表，缺乏任何一种靶向治疗药物。肺动脉高压的诊治仅限于临床医师的经验，患者预后非常差。

（2）不充分靶向治疗时代：以2006年以后的中国为代表，虽然有依洛前列素、波生坦和磷酸二酯酶抑制剂等靶向治疗药物可以应用，但缺乏依前列醇、曲前列环素、安立生坦等治疗药物，一旦患者对某种治疗药物不敏感，将无法从更多靶向治疗药物中获益。另外，更为重要的是，由于靶向治疗药物价格昂贵，并且没有纳入基本医疗保险目录，许多患者只能望"药"兴叹。

（3）充分靶向治疗时代：以当前欧美医学发达国家为代表，不仅有依前列醇、曲前列环素、伊洛前列素、波生坦、安立生坦、西地那非等多种靶向治疗药物可以选择，而且拥有比较完善的社会保障体系，患者的生活质量及预后明显改善。

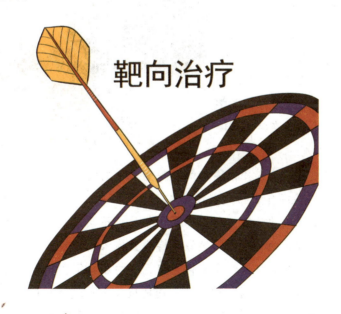

刘刚琼

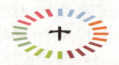

结构性心脏病篇

凄美的爱情里，不能承受疾病之痛……

第一篇我们就提到过，心脏，就是一栋二层小楼，两户人家合建的双拼别墅，左边的那户叫左心，右边的叫右心。楼上的房间叫"房"，楼下的为"室"。与人住的房子一样，心脏也是由墙壁、房门、水管和电路四个部分构成的。人常说心灵的窗户，其实心灵这栋房子什么都有，唯独缺了窗户，但是却有门，而且不只一个，而是两个门，分别是血流的入口和出口。心脏之门，形状像花瓣一样，不是叫"心门"，有诗意的医学先辈起了个艺术的名字叫"瓣膜"。

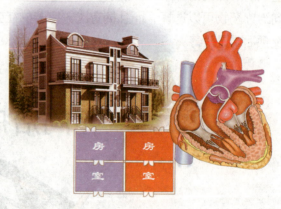

我听说过一个有关不浪漫的瓣膜疾病夫妻的故事，我的一位邻居李阿姨40年前正是豆蔻年华，因为曾经患过"风湿性关节炎、风湿性心脏病"，如黛玉似的弱不禁风地活着。与高中同学相爱，不顾家人反对结为伉俪。听从医生建议丈夫做了绝育术，阿姨做了瓣膜置换术。之后尽管悉心治疗，阿姨也没有逃脱脑栓塞的发生，在老伴无怨无悔的照顾下在轮椅上度过半生。但是，恩爱夫妻却患上了同一种病，一向健康没有进过医院的老伴68岁时突然因为晕厥查出来也是心脏瓣膜病"主动脉瓣狭窄"，因为要照顾妻子不舍得住院治疗，突然在家猝死，剩下孤零零的老人惨度余生。面对意想不到的结局,阿姨一直在懊悔和痛苦中走不出来,她感叹着为何命运如此多舛、疾病如此残忍?

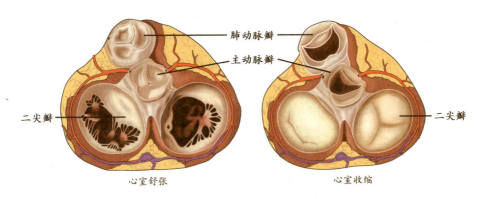

心脏瓣膜(上面观)

1. 为什么都是"瓣膜病",却结果不同?

李阿姨和她的老伴,在不同的年龄都在心脏瓣膜上得了大病,他们夫妻俩的瓣膜病是一样的吗?事实上,他们夫妻俩的瓣膜病从发病原因上来讲是完全不相同的,下面就给大家讲一讲。

人体的心脏像个发动机,把富含氧气的动脉血泵到外周,把外周的静脉血回收,再经过肺循环换成动脉血,需要心脏的四组瓣膜进行密切配合才能完成这么精密复杂的工作。这四组瓣膜包括二尖瓣、三尖瓣、主动脉瓣和肺动脉瓣,均由薄而韧的膜片组织构成,其作用就是通过有序的开启和闭合来保证血液循环的正常方向,犹如单向阀门防止血液逆流。正常人瓣膜每分钟开关 60~100 次,以每天 24 小时每年 365 天计算,从出生到生命结束瓣膜总共启闭 25 亿~30 亿次。由于疾病引起的瓣膜组织增厚、变形,使瓣膜不能充分开放,且阻挡血液的正常流动,称为瓣膜狭窄。当瓣膜变得无力或过度张开或瓣环扩大,不能适当闭合,瓣膜关闭后血液仍能经过瓣膜的开口反流,称为瓣膜关闭不全。心脏的任何瓣膜发生了狭窄,都会导致血液不能通过正常出口出去,此时心脏必须用力收缩,加强做功,使血液通过狭窄的出口出去，长期心脏超负荷的工作必将引起心肌肥大、心腔扩大，出现各种临床症状，出现心力衰竭或危及生命。心脏的任何瓣膜发生了关闭不全，会使已经射出去的血液反流回来，下一次心脏收缩时不但需要用力搏出生理需要的血量，还需要同时搏出反流到心腔的那部分额外血量，因此造成心脏的额外做功，也会引起心腔肥大，造成心力衰竭。以上因为心脏瓣膜狭窄或关闭不全引起的一系列临床症状，我们称为瓣膜性心脏病，分为先天性和后天性瓣膜病。先天性心脏瓣膜病是指胎儿在母体孕育时心脏存在发育缺陷或停顿，导致心脏畸形，胎儿出生时即存在的心脏瓣膜病。多在婴幼儿期即可发现。后天性心脏瓣膜病是指后天发生的，分为风湿性与非风湿性心脏瓣膜病。前者是指风湿性心脏病遗留下来的以心脏瓣膜病为主的心脏病。故事中的李阿姨就是这类疾病。此类患者年幼时感染风湿热可能导致风湿性心脏损害，尤其以瓣膜病最常见，风湿热常常反复发作，导致心脏瓣膜变形，引起瓣膜的狭窄或关闭不全，从而演变为风湿性心脏瓣膜病，常于 20～40 岁发病，但还有一半的患者以往没有明显风湿热病史。后天非风湿性心脏瓣膜病包括老年非风湿性心脏瓣膜病、创伤性心脏瓣膜病、感染性心内膜炎及冠心病引起的心脏瓣膜病。我国的瓣膜性心脏病发病率为 2.5‰～3.2‰，按接近 14 亿人口估算，瓣膜性心脏病患者 400 多万人，每年需要进行换瓣手术的患者多达 20 余万例，是目前成人心脏病外科手术的第一位。

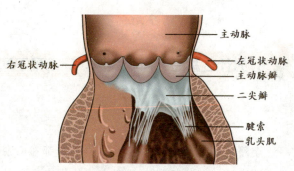

主动瓣膜、二尖瓣

刘刚琼　姜正明

2. 风湿性心脏病主要会影响哪些瓣膜？

风湿性心脏病主要累及二尖瓣，其次是主动脉瓣，也可以同时累及二尖瓣、主动脉瓣和三尖瓣，累及到肺动脉瓣比较少见。

二尖瓣狭窄是风湿性心脏病中最常见的类型，其中 40% 的患者是单纯性二尖瓣狭窄。由于反复发生的风湿热，早期的二尖瓣以瓣膜交界处及其基底部水肿、炎症及赘生物形成为主，后期在愈合过程中由于纤维蛋白的沉积和纤维性变，逐渐形成前后瓣叶交界处粘连、融合、瓣膜增厚、粗糙、硬化、钙化及腱索缩短和相互粘连，限制瓣膜活动能力和开放，导致瓣膜狭窄。患者最明显的表现就是二尖瓣面容，常年面部的两颧及口唇紫红。稍微活动后容易呼吸困难，早期多是在运动、发热、妊娠等心脏负担重的时候出现，随着病情进展，轻微活动或休息时出现胸闷、气短，夜间睡觉不能平躺，坐起来闷气才好点，晚期有些没有接受治疗的患者强迫坐位，很多天不能平躺休息，非常痛苦。还有些患者容易合并肺部感染、咳嗽、咯血等，这与心房内的血液不能快速通过二尖瓣有关，使得心房内血容量过多，压力过大，再累及肺静脉、肺动脉，使肺血管内压力增高，容易合并肺部感染，剧烈咳嗽时肺的小血管破裂导致咯血。同时导致心房扩大，电活动紊乱，诱发心房颤动。房颤是二尖瓣狭窄性心脏瓣膜病最常见的并发症，一旦发生房颤，会加重胸闷、气短的情况，加重心力衰竭。

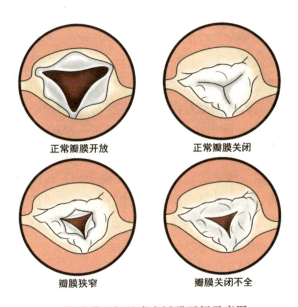

正常瓣膜开闭及病变瓣膜开闭示意图

刘刚琼　姜正明

3. 老年性心脏瓣膜病会影响哪些瓣膜？

老年性心脏瓣膜病，又称老年钙化性心脏瓣膜病或老年心脏钙化综合征。是指原来正常的心脏瓣膜或在轻度瓣膜异常的基础上，随着年龄的增长，心脏瓣膜结缔组织发生退行性病变及纤维化，使瓣膜增厚、变硬、变形及钙盐沉积，导致瓣膜狭窄和（或）关闭不全。主动脉瓣是最常累及的部位。主动脉瓣狭窄的常见原因就是主动脉瓣的退行性钙化、瓣膜胶原组织的断裂和钙盐的沉积，主要见于50～60岁患者。由于左心室的出口（主动脉瓣）狭窄，相当于阀门打不开了，左心室的血液很难射出来，导致左心室排血量减少和左心房压力增高，患者会有活动后呼吸困难、心绞痛和晕厥症状，甚至发生猝死。患者的症状与主动脉瓣狭窄的轻重程度有关，轻度狭窄一般无明显症状，甚至很多主动脉狭窄程度达到中等水平的患者也没有症状或仅在用力活动时才出现，但是一旦出现症状，说明主动脉瓣狭窄已经很严重了，需要尽早治疗。

目前，主动脉瓣狭窄治疗的方式包括药物治疗、外科手术治疗和介入治疗。其中药物治疗效果有限，只能改善症状，不能改变预后。手术治疗是根本。早期主动脉瓣膜病变可以通过外科手术方式进行瓣膜的修复，此种治疗效果最理想，患者的瓣膜仍然是自身的瓣膜，不需要长期口服抗凝药物，远期手术效果也很理想。而当主动脉瓣膜损害到一定程度时，就需要瓣膜置换。相当于重新换上一扇门，目前最常用的手术方式是外科换瓣术，然而近年来手术器械的发展与技术的日趋成熟，使得微创方式置换主动脉瓣膜表现出越来越强的优势，由于其创伤小、术后恢复快、无须开胸留疤等优势使得越来越多的主动脉瓣狭窄患者选择经股动脉途径主动脉瓣膜置换术，未来更是主动脉瓣狭窄患者优先选择的一种方式。

刘刚琼　姜正明

4. 什么叫瓣膜反流?

很多人去医院检查,都会被告知心脏瓣膜有反流。而且,医生会形象化地告诉患者,所谓瓣膜反流就是心脏里的一扇或者几扇"门"关不上了。那么,为什么心脏里面的"门"会关不严实呢?为什么有些人发生了心脏瓣膜反流必须进行开胸手术呢?如果不手术会导致怎样的结果?

（1）心脏瓣膜反流的本质是瓣叶关闭不全　心脏是整个人体血液循环的动力

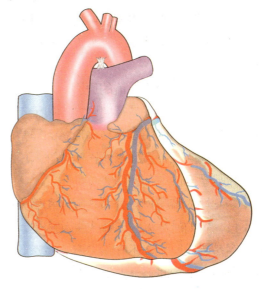

心脏肥大

泵。左心室射血进入主动脉,右心室射血进入肺动脉。这种搏动是脉冲式的。在两次搏动之间,要防止血液倒流,心脏瓣膜起了关键性的作用。简单而言,心脏瓣膜就是在不同心血管结构之间的关卡,其结构就跟我们日常生活中的房门差不多,只能朝某一个特定方向启闭,保证血液只能顺流,而不能倒流。如果门有缝隙,或者由于压力太高,导致心脏内的"门"在关闭状态下一部分血液发生倒灌,就是反流。

（2）心脏瓣膜反流可以是生理性的　随着医疗检测设备的不断发展,现在仪器的敏感性都很高。很多人在进行心脏超声检查时都会发现自己有反流。俗话说,没有不透风的墙。心脏瓣膜在关闭时有一点反流是很正常的,只要不影响整个心血管系统的血流动力学,也就是不影响心脏的工作、不影响心脏对全身组织器官的血流灌注,少量的反流是生理性的,不需要进行任何处理。譬如,不少人在常规体检时都会有一点点心脏杂音,1~2级的,且自己没有什么不舒服的症状,这些人往往都是心脏瓣膜有少量反流,属于正常范围。因此,发现自己有反流时,要克服恐慌心理,先看看反流程度是多少。

目前,检测心脏瓣膜反流和评估其程度最常用的手段是超声心动图检查。对于反流,医生会根据反流的长度、面积、心脏腔室的相应改变做出半定量评价,分别是:轻微、轻度、中度和重度。一般而言,生理性的(也就是正常人可以有的)反流程度应在轻微到轻度之间。也就是说,如果反流程度超过轻度,譬如轻中度、中度甚至重度,就要进行必要的检测明确原因。即便心脏超声检查显示瓣膜形态没有变化,但反流超过轻度,也必须进行定期随访。

(3)心脏瓣膜反流的原因　心脏瓣膜反流根据程度分为生理性的和病理性的。生理性的就是轻度以内,属于正常范围。病理性的至少轻度以上,基本上都有心脏瓣膜本身结构形态的异常。当然,也有一些轻度以上的反流是由于其他问题,譬如高血压(心脏内压力太高,导致瓣膜关闭不严实)、梗阻性肥厚型心肌病等引起的。

病理性的瓣膜反流分为先天性和后天性两大类。先天性就是瓣膜先天发育不良,譬如最常见的二叶式主动脉瓣,这些人主动脉瓣只有两叶,在关闭时很容易造成反流;还有三尖瓣下移畸形,就是三尖瓣的三个瓣叶的附着部分不在同一个平面上,上下差次排列,这样瓣膜在关闭时毫无疑问会留有缝隙造成反流等。

后天性心脏瓣膜反流性疾病也是很复杂的。最常见的有风湿性心脏病,链球菌感染造成瓣膜变形,关闭时不能合拢造成关闭不全,而且瓣叶的毛糙、增生会随着反流时间的延长不断恶化,就好比门被撬开一道口子,大风呼呼吹,

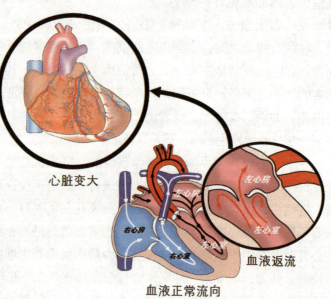

这个口子会越来越大。遭受感染时细菌长到心脏瓣膜上也会造成反流。还有一类很常见的瓣膜反流的原因就是瓣膜脱垂。人的二尖瓣和三尖瓣形态有点类似降落伞，在一侧有很多细小的条索牵拉，保证伞面只能牵拉到一定程度，这些细小条索就是腱索。很多原因造成牵拉瓣叶的腱索松弛、断裂甚至缺如，瓣叶张开时没有固定装置，当然也就不能很好地在同一个平面上对拢，从而造成反流。

（4）心脏瓣膜反流并不都需要治疗 生理性的瓣膜反流是不需要治疗的。病理性的反流要根据瓣膜的形态改变、反流程度、心脏腔室是否发生了相应改变、患者的自我症状、是否合并其他病症进行综合判断。譬如，对于中老年人，二尖瓣如果形态尚可，心房稍有增大，但是有轻中度或中度的反流，可以进行随访；如果心功能很差，合并中度或重度二尖瓣反流也不能贸然进行手术，应当先调整治疗心脏功能，虽然严重的二尖瓣反流会进一步恶化心功能，但是脆弱的心脏此时不能承受开胸手术的创伤，只会雪上加霜。而且，瓣膜的启闭受到腱索的牵拉，腱索最终还是附着在心室壁上。心肌收缩无力，自然不能有效牵拉腱索和瓣膜，也是造成瓣膜反流的一个重要原因。还有，二叶式主动脉瓣畸形如果反流程度不重，心脏腔室没有明显改变，也可以先行随访，而不着急进行外科手术。

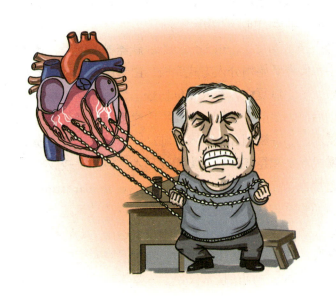

刘刚琼　姜正明

5. 心脏瓣膜病患者必须要做手术吗？

心脏瓣膜病包括瓣膜的狭窄和关闭不全，目前针对心脏瓣膜病的治疗主要有三种方式：①内科药物治疗瓣膜病引起的轻度症状；②通过外科手术修复或置换病变的瓣膜；③微创介入治疗。瓣膜病说到底是心脏结构异常导致的，最根本有效的治疗方法还是手术治疗，恢复其正常结构。传统的心脏瓣膜手术方法包括瓣膜修复术和瓣膜置换术。瓣膜修复术也称瓣膜成形术，一般适用于瓣膜病变较轻的患者，手术医生可以借助手术刀切开相互融合的狭窄瓣膜来解除狭窄，或者修复脱垂关闭不全的瓣膜，恢复瓣膜的开启和闭合，瓣膜修复术可保留患者自身瓣膜组织，从而摆脱终身服用抗凝药的困扰。而瓣膜置换术是指患者自身瓣膜损害严重，用球囊扩张或成形修复的方式不能恢复其功能，甚至术后反而导致血流动力学改变，使心脏功能日趋恶化，只能在体外循环支持下，切除原有病变瓣膜，用合成材料制成的机械瓣膜或用牛心包、猪瓣膜等制作的生物瓣替代原有病变瓣膜。对于机械瓣患者，需要终身口服抗凝药物华法林，监测血凝指标，非常麻烦。而生物瓣置换者也需要至少半年的抗凝药物治疗。

随着介入技术的发展，很多新技术、新器械的问世，传统需要外科开刀才能做的手术慢慢开始用介入方式完成，由于该技术不需要开胸，创伤小，手术时间短，术后恢复快，对人体创伤较小，因此越来越多的瓣膜病患者开始接受微创治疗。目前经导管心脏瓣膜治疗术包括经导管主动脉瓣置换术、二尖瓣修复术、心脏瓣周漏封堵术、肺动脉瓣及三尖瓣置换术，以及经皮球囊肺动脉瓣成形术和经皮球囊二尖瓣成形术。目前比较成熟的技术是经导管主动脉瓣置换术（transcatheter aortic valve implantation，TAVR），自2002年世界首例经皮主动脉瓣置换术以来，该项技术蓬勃发展。该手术是通过股动脉送入介入导管，将人工心脏瓣膜输送至主动脉瓣区打开，从而完成人工瓣膜置换，恢复主动脉瓣的功能。随着器械的更新和技术的进步，手术的效果也日益提高。早期该技术仅用于一些年龄特别大、伴有多脏器功能衰竭甚至已经丧失外科治疗机会的患者，手术效果显著。未来经导管主动脉瓣置换术由于创伤小、恢复快、避免开刀，其适应证会进一步扩大，更多主动脉瓣重度狭窄患者可能会倾向于介入治疗,而不是外科开刀。当然,该手术本身也有自身的弊端,一些手术并发症比如瓣膜衰败,需要安装永久起搏器等相关问题也是亟待解决的。

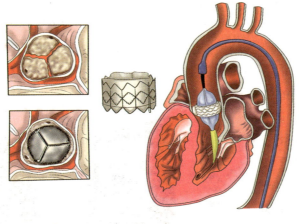

经导管主动脉瓣置换术

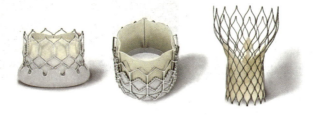

人工主动脉瓣

刘刚琼　姜正明

6. 瓣膜置换和瓣膜修复、机械瓣和生物瓣的区别分别是什么?

瓣膜置换术是指在体外循环支持下,切除原有病变瓣膜,用合成材料制成的机械瓣膜或用牛心包、猪瓣膜等制作的生物瓣替换原有的病变瓣膜。此类患者瓣膜损害严重,用球囊扩张或成形修复的方法不能恢复期功能,甚至手术后反而导致血流动力学改变,使心脏功能日趋恶化,只能接受瓣膜置换。

瓣膜修复术是指保留患者自身瓣膜组织,用手术刀切开相互融合的狭窄的瓣膜,解除狭窄,或修复脱垂关闭不全的瓣膜,恢复瓣膜的开启和闭合功能。若是您家里的门坏了,怎么办?对,要么换新的,要么修一修。换新门,叫"瓣膜置换术";修修补补后继续使用,叫"瓣膜修复术"。一般而言,瓣膜修复术优于瓣膜置换术。瓣膜修复术较瓣膜置换术有明显的优势,包括患者生存率高,左心室功能保存更完善,血栓栓塞、抗凝相关出血和感染性心内膜炎的发生率均较低。但是是否能接受瓣膜修复术治疗还是要取决于瓣膜病变的严重程度、病因和病理所见及手术医生的技能。

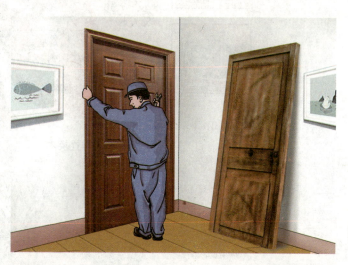

接受瓣膜置换术治疗的患者,还要面临如何选择瓣膜的问题。目前的瓣膜包括两种:机械瓣和生物瓣,这两种瓣膜各有优缺点。机械瓣的突出优势是具有良好的耐久性,且同一型号下有大小不等的尺寸,覆盖范围广,可为一些体表面积小的患者提供小口径的瓣膜。但是植入机械瓣后,需要终生接受抗凝治疗,以避免瓣膜周边血栓形成和血栓栓塞等并发症的发生,患者在怀孕、拔牙或其他外科手术时会增加出血风险。此外,多数患者在植入机械瓣后,能够听到瓣膜开闭时类似于钟表走动的声响,会影响患者的生活质量。生物瓣的优势是模拟人体生理瓣膜,具有瓣膜柔韧、开闭灵活的特点,植入后无声响;无须终生抗凝,血栓发生率低。但缺点是生物瓣耐久性差,会逐渐衰败老化,一般植入后15~20年有些患者可能面临二次手术。由于微创技术的发展(比如经导管主动脉瓣置换术),为此类患者进行二次换瓣提供了机会。因此,目前生物瓣膜在临床应用中更受青睐。

刘刚琼　姜正明

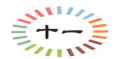

猝死篇

没有告别的诀别里，写满了悲伤……

今夏的一个宁静清晨，连做医生的我都不敢相信，那个英俊高大、才华横溢的邻居小李昨天在外地出差时发生了意外，在酒店里猝死了，被同事发现时已经身体冰冷。那个整天面带微笑，腼腆羞涩的IT高材生，生命永远定格在了35岁。

小李是外地人，大学毕业后就在一家外企就职，虽说是薪水不菲，但是经常加班熬夜，压力也非常大。后来据他爱人说，最近半年小李经常感到心慌，摸着脉搏也不整齐，但是却没有当回事，继续上班出差四处奔波。据说这次出事前，他已经3天睡眠不足3个小时。他也经常说，年轻人就是要对自己狠一点，青春是用来奋斗的。谁知忘我奋斗的他，生命竟如此短暂。小李去世后医院征求家里人意见是否尸检，父母坚决地拒绝了，对于他的猝死只留下了推断……

小李的爱人找到我，她坐在我面前，泪水止不住地往下流。虽然见惯了生死，看惯了悲欢离别，然而我张张嘴，还是不知道怎么安慰她，只能解答她的疑问与困惑。我从和他爱人的交谈中还是了解到一些蛛丝马迹，小李猝

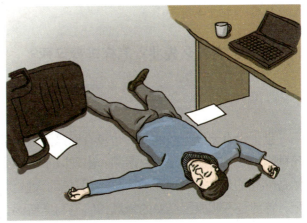

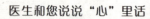医生和您说说"心"里话

死前已经有一些疾病的信号,只是他太不把身体当回事,把工作当成了自己的全部。于是,人间多了一例心脏猝死,世上多了一对孤儿寡母。

所有的猝死都是蓄谋已久,在大家唏嘘不已、扼腕叹息之时,我们也用医学知识为大家送来警示。

1. 哪些心脏疾病会引起猝死?

猝死是指平素身体健康或看似健康的患者,在出乎意料的短时间内,因自然疾病而突然死亡。我国每年有180万人死于猝死,平均每分钟有3~4人因猝死而死亡。

在心源性猝死的病因中,80%是由冠心病引起,另外20%由非冠心病引起,包括器质性心脏病,如急性重症心肌炎、肺心病、风湿性心脏病、高血压性心脏病等。另一类是非器质性心脏病,即心肌离子通道缺陷性疾病造成的猝死,包括Brugada综合征、QT间期综合征(QT间期延长及缩短等)、致心律失常型右心室发育不良、马方综合征、儿茶酚胺敏感性多形性室速(CPVT)、某些心肌病等。这类患者大都属于基因缺陷造成的离子通道功能异常,多与家族及遗传有关。这类患者的心脏没有直观的形态和结构异常,故不属于器质性心脏病。

刘刚琼

2. 猝死有什么先兆?怎样排查猝死?

世上没有无缘无故的爱,也没有无缘无故的恨。猝死虽然发生很快,但死神叩门前总有些先兆可以追溯。出现以下5种先兆值得警惕:①晕厥。晕厥是猝死的最主要先兆,各种原因引起的大脑供血不足,会引起黑蒙、晕厥,特别是不明原因突发的晕厥,值得高度警惕。②胸闷。早期活动后胸闷

十一、猝死篇

气短,停止活动后马上缓解,甚至不活动也有严重胸闷气短情况,要高度警惕冠心病。③心慌。如果有明显心慌的感觉,甚至头晕、恶心,说明有心律失常的可能,严重的心律失常会引起室颤、心搏骤停。④心率过慢。心跳过快对心脏健康有影响,心跳过于缓慢对心脏的影响也不容忽视。过于缓慢的心脏跳动严重时会引起心搏骤停,直接导致猝死。当然,心跳过缓有一定的好处,但是对于患有其他疾病者,特别是心脑血管病患者来说,心跳过缓不容忽视。⑤极度疲劳。疲劳是现代人的常态,但如果出现不明原因的疲劳,大家就要小心了,因为疲劳也是猝死的一大前兆。如果莫名疲劳的同时还伴随有胸闷等症状,那往往提示患有急性心力衰竭。此时若还进行体力劳动,患者非常容易发生猝死。

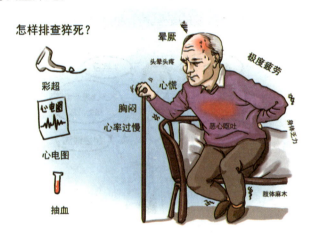

刘刚琼

3. 猝死有什么预防的办法?

在很多人眼里猝死发生急促,往往无法预料和难以预防。而事实上,很多猝死尤其心源性猝死往往存在病变基础或者存在诱发因素,是可以预测和预防的。

(1)首先重视体检,加强对身体的检测,尤其是心、肝、脾、肺、肾和脑这些人身体重要的器官和组织。若出现异常,及时治疗。

（2）少熬夜，熬夜是很多疾病的诱因，熬夜就像一把钝刀子慢慢伤害您。

（3）夜间上厕所切忌操之过急，一定要放慢脚步，因为人体在夜间血压会比白天低，如果动作过急，可能会突发一系列心血管疾病。

（4）冬季外出时，一定要注意温差的变化，保暖要做好。

（5）改正一些不良的习惯，比如抽烟、喝酒、爱吃重油、高盐食物等。

（6）加强锻炼，运动是最好的护心良药。做心血管疾病预防和运动不是突击式的，而是一辈子的事。要把运动整合镶嵌到每天的工作生活中，才能常年坚持。人体因缺乏运动而引起的体质下降是慢慢发生的，要扭转这个局面，同样需要一段时间。重要的是坚持，而不是速度。

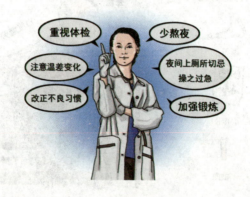

刘刚琼

4. 猝死时如何复苏？

我国每年有很多人发生猝死，其中 80% 发生在院外，幸存者却不到 2%，近年来猝死的新闻频发。包括演员、运动员、IT 行业及医护等这些压力大的职业都是重灾区。至少 50% 的猝死都是不可预测的，当发生了室颤、心搏骤停时，时间每过 1 分钟，转复成功率将降低 10%。

心搏骤停 1 分钟内实施心肺复苏——成功率 > 90%。

心搏骤停 4 分钟内实施心肺复苏——成功率约 60%。

十一、猝死篇

心搏骤停 6 分钟内实施心肺复苏——成功率约 40%。

心搏骤停 8 分钟实施心肺复苏——成功率约 20%，且侥幸存活者可能已"脑死亡"。

心搏骤停 10 分钟实施心肺复苏——成功率几乎为 0！

因此身边的人懂得心肺复苏是唯一的救命稻草，每个人都应该学会心肺复苏技术。看到有人倒地，不要惊慌，尽快采取以下措施：评估、呼叫、心脏按压和除颤。

（1）评估，识别猝死　一旦遇到有人倒地，首先应在确保现场安全或者将患者移至安全地点前提下，判断是否为心搏骤停或者猝死，记住三无：也就是无意识、无呼吸或者只有喘息、无脉搏（不是必须）。

（2）呼叫　呼叫周围人帮忙，同时给急救中心 120 打电话，启动急救系统。

（3）心脏按压　胸外心脏按压最重要，至少 100 次 / 分，不超过 120 次 / 分，按压深度至少 5 厘米。

（4）除颤　人流密集的公共场所应该配置自动体外除颤器（automated external defibrillator，AED）；急救系统达到现场后，除继续胸外按压，也会尽早实施心脏除颤。

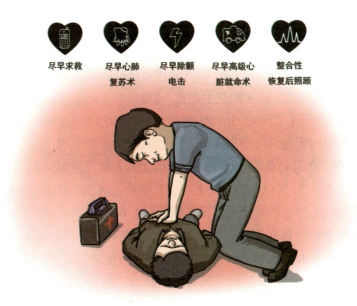

刘刚琼

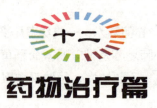

十二 药物治疗篇

药物疗法是治疗心血管疾病的重要手段,如何合理、正确地使用药物,减少不良反应的发生,大有学问,看完本章您就会明白很多。

1. 阿司匹林该怎么吃?

(1)适应证 阿司匹林广泛用于动脉粥样硬化性心血管疾病的一级和二级预防,阿司匹林降低心血管事件的疗效证据确凿,但同时也增加出血风险,阿司匹林可以吃,但关键在于适宜人群。

1)一级预防:尚未发生心血管病的人群使用阿司匹林需要平衡获益与风险,只有心血管高风险而出血低风险的人群才适合使用。最新美国指南推荐 40~70 岁心血管高风险而出血风险不增加的人群可使用阿司匹林进行心血管病一级预防;70 岁以上的老年人不应常规使用阿司匹林进行一级预防,出血风险增加的人群也不宜使用阿司匹林进行一级预防。我国最新心血管风险评估指南推荐对于具有多个危险因素、心血管病 10 年风险 ≥ 10% 的个体,权衡获益和出血风险后可以服用阿司匹林进行心血管病的一级预防。

2)二级预防:阿司匹林在已有心血管病的患者中降低心血管事件的获益远大于其带来的出血风险,这部分人群如无禁忌证应长期使用阿司匹林。

(2)用法 小剂量阿司匹林(75~100 毫克),每日 1 次,口服。

（3）不良反应及处理措施

1）消化道反应：主要表现为上腹部不适、恶心、呕吐，严重时可引起胃肠道出血。容易发生消化道反应的高危人群长期应用低剂量阿司匹林的前3个月内胃肠道不良反应的发生率最高，故建议在此期间联用质子泵抑制剂（如泮托拉唑、艾普拉唑等），此后注意随访，按需服用。

2）牙龈出血和痔出血：若出现牙龈或痔出血轻微，可在不中断治疗的情况下进行适当的局部处理。如果局部处理可以完全控制出血，则无须停用阿司匹林。如果出现严重痔出血应暂时停用阿司匹林，积极处理原发病。

3）皮肤瘀斑：在服用阿司匹林过程中出现皮肤瘀斑，首先应判断疾病的严重程度，轻者可严密观察，重者应寻找原因，如有无合并出血性疾病，并测定血小板计数和血小板聚集力。若检查结果无明显异常，可在严密观察皮肤出血情况的基础上继续使用阿司匹林或酌情减量；若出现血小板减少，考虑停用阿司匹林。同时注意有无其他脏器出血倾向，并进行尿、便潜血测定等。

4）颅内出血：长期小剂量阿司匹林治疗可轻微增加颅内出血风险，年发生率<0.1%。荟萃分析显示，阿司匹林增加颅内出血主要与阿司匹林剂量过大或与其他抗凝药物联用有关。此类出血风险重在预防。

5）痛风：阿司匹林（<2克/天）可减少尿酸排泄，升高血清尿酸水平。低剂量阿司匹林（≤325毫克/天）可增加痛风复发风险。如果您有高尿酸血症或痛风，首先应针对原发疾病积极治疗。但是，阿司匹林并非禁忌，服用时应监测尿酸水平。

6）哮喘：服用阿司匹林数分钟或数小时后诱发的哮喘称为阿司匹林哮喘。研究证实，约半数以上阿司匹林哮喘的人伴有鼻息肉和鼻窦炎。但是，阿司匹林哮喘并不仅仅是由阿司匹林引发的，其他一些解热镇痛药如吲哚美辛、氨基比林、布洛芬等也同样会引起。因此，如果您有哮喘病史，首先应评估是否可以服用阿司匹林，进行个体化治疗。多数人在缓解气管痉挛基础上可以使用阿司匹林。

（4）注意事项

1）存在禁忌证的人不应服用：如药物成分过敏，水杨酸盐或非甾体抗炎药导致的哮喘史，急性胃肠道溃疡，出血体质，严重的心、肝、肾功能衰竭，妊娠的最后3个月等。

2）什么时候服用最好？目前没有哪一项研究证实早上吃或者晚上吃更

好。目前专家们的意见是,长期服用阿司匹林的作用是持续性的,早晚没有多大区别,主要是要空腹服用。

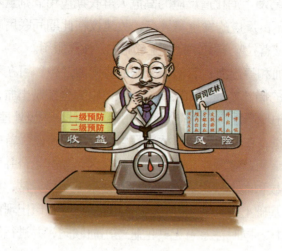

何瑞利

2. 冠心病急救药如何选?

(1)冠心病心绞痛急救药物有哪几种?

速效救心丸、硝酸甘油、消心痛、复方丹参滴丸,都称得上是心绞痛患者的"救命药",都可以用于心绞痛急性发作。

(2)急救药物如何服用?

1)硝酸甘油片:硝酸甘油是救治心绞痛发作的首选药物。可用于冠心病心绞痛的治疗及预防,也可用于降低血压或治疗充血性心力衰竭。

用法用量:成人一次用 0.25~0.50 毫克(半片至 1 片)舌下含服。每 5 分钟可重复 1 片,直至疼痛缓解。

如果 15 分钟内总量达 3 片后疼痛持续存在,应立即就医。在活动或大便之前 5~10 分钟预防性使用,可避免诱发心绞痛。

2)速效救心丸:速效救心丸也是治疗冠心病心绞痛的良药,由川芎、冰片等中药组成。具有行气活血、祛瘀止痛之功,可增加冠状动脉血流量,

十二、药物治疗篇

缓解心绞痛。主要用于气滞血瘀型冠心病、心绞痛。

用法用量：含服，一次4~6粒，一日3次；急性发作时，一次10~15粒。

3）消心痛：消心痛主要用于冠心病的长期治疗。可用于心绞痛的预防，也可用于心肌梗死后持续心绞痛的治疗；与洋地黄和（或）利尿剂联合使用，治疗慢性充血性心力衰竭。

用法用量：口服，预防心绞痛，一次5~10毫克，一日2~3次，一日总量10~30毫克，由于个体反应不同，需个体化调整剂量。舌下给药，一次5毫克，缓解症状。

4）复方丹参滴丸：复方丹参滴丸有活血化瘀、理气止痛的功效，由丹参、三七、冰片组成。主要用于气滞血瘀所致的胸痹，症见胸闷、心前区刺痛；冠心病、心绞痛见上述症候者。

用法用量：口服或舌下含服，一次10丸，一日3次；4周为1个疗程。

（3）心绞痛急性发作时，如何选择急救药物？

1）心绞痛急性发作时，应优先选用硝酸甘油。一是因为硝酸甘油片是目前公认的急救心绞痛的有效药物，作用确实明显；二是因为硝酸甘油片起效快，舌下给药2~3分钟起效、5分钟达到最大效应；三是因为截至目前，尚无循证医学证据支持速效救心丸、复方丹参滴丸与硝酸甘油等效或优于硝酸甘油。

2）硝酸甘油和消心痛有什么不同？硝酸甘油舌下含服2~3分钟起效，生物利用度80%，持续时间20~30分钟，主要用于终止心肌缺血发作；消心痛舌下含服3~5分钟起效，生物利用度60%，持续时间1~2小时，主要用于预防心肌缺血发生。

（4）特别提醒

1）必须舌下含服，不能吞服：舌下含药是通过舌下毛细血管将药物吸收，不经肝脏代谢就直接进入血液循环以迅速缓解心绞痛症状。以上药物都必须舌下含服，不能吞服。

2）必须及时更换药物：硝酸甘油、消心痛必须在阴凉处保存，打开瓶盖后，3~6个月就可能会失效。失效的硝酸甘油，在舌下含服时，不会出现辣涩的感觉，也不会出现头胀、面红等表现。

速效救心丸、复方丹参滴丸中的冰片容易挥发失效，也必须在阴凉处保存。要注意药物是否变软、变黏、变色、破碎，一旦发现变质就要立即更新。若舌下含服没有昔日的麻辣感、苦辣味，或烧灼感、清凉透心感，也应迅速更换新药。

3）连续含服最多 3 次：如出现急性心绞痛时，立即舌下含硝酸甘油 1 片或消心痛 1 片，或速效救心丸 10~15 粒或复方丹参滴丸 10 丸；若不见效或疗效不明显，可隔 5 分钟后再含 1 次，最多可连续含服 3 次，若疗效仍然不明显，不可继续含服。如含服 3 次，疼痛不缓解且伴大汗、面色苍白、四肢发冷等症状时，极可能是急性心肌梗死发作。

发生急性胸痛时要把握黄金救治 120 分钟，及时拨打 120 急救电话，到最近的胸痛中心就诊。

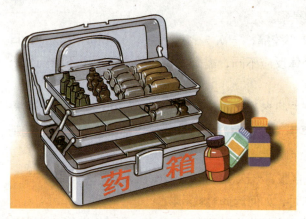

何瑞利

3. 他汀该如何服用？

（1）哪些人需要服用他汀？

不是所有人都适合服用他汀，根据美国成人胆固醇治疗指南，如果您符合以下四种情况之一，服用他汀能明显获益。

1）确诊动脉粥样硬化性心血管疾病。

2）原发性 LDL-C ≥ 4.9 毫摩尔/升，多见于家族性高胆固醇血症。

3）40~75 岁，LDL-C 1.8~4.9 毫摩尔/升，合并糖尿病。

4）无心血管病史，且不属于 40~75 岁，LDL-C 1.8~4.9 毫摩尔/升，合并糖尿病，10 年动脉粥样硬化性心血管病风险 ≥ 7.5%。

（2）他汀应该服用多大剂量？

市面上他汀类药物那么多，到底应该服用哪一种呢？

1）首先我们应该了解什么是大剂量他汀、中等剂量他汀和小剂量他汀。小剂量他汀是指每日服用辛伐他汀 10 毫克，普伐他汀 10~20 毫克，洛伐他汀 20 毫克，氟伐他汀 20~40 毫克，匹伐他汀 1 毫克。中等剂量他汀是指每日服用阿托伐他汀 10~20 毫克，瑞舒伐他汀 5~10 毫克，辛伐他汀 20~40 毫克，普伐他汀 40~80 毫克，洛伐他汀 40 毫克，氟伐他汀 80 毫克，匹伐他汀 2~4 毫克。大剂量他汀是指每日服用阿托伐他汀 40~80 毫克，瑞舒伐他汀 20~40 毫克。

2）医生会根据您的病情进行危险分层，如果您处于极高危分层，例如您已患过动脉粥样硬化性心血管疾病，应该服用大剂量他汀将 LDL-C 降至 1.8 毫摩尔/升以下；如果服用大剂量他汀后出现不良反应，可以服用中等剂量他汀。所以需不需要服用他汀，如何服用他汀，要由专业的医生来决定，要听取医生的建议。

（3）他汀的主要不良反应有哪些？

1）损伤肝脏：一般来说，如果长期服用他汀，容易损伤肝脏。因此，在服药期间需要定期检查肝脏功能，如果转氨酶值超过正常值 3 倍以上，需要立刻停药，并告知医生，改用其他药物来治疗高脂血症。

2）肌肉酸痛：服用他汀期间，一部分人出现了肌肉酸痛的症状，此时最好检查一下磷酸肌酸激酶，在服药一段时间后可以再次复查。如果经常有四肢无力、肌肉酸痛等症状出现，需要立刻停用药物。

3）全身症状：服用他汀期间，有可能会出现全身的不适症状，例如常见的胃肠道不适，多有恶心、消化不良、腹泻、腹胀等情况出现。部分患者会有明显的头晕、头痛、健忘、失眠等。如果在服用他汀期间经常出现这些问题，最好马上咨询医生，由医生决定是否停用药物。

4）新发糖尿病：多见于糖尿病的易发人群，如肥胖、代谢综合征、糖耐量异常的人，并且与他汀剂量过大相关。但长期服用他汀每导致 1 例

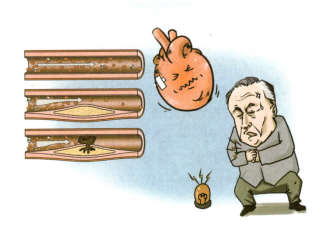

新发糖尿病的同时可减少 9 个心脑血管疾病风险，而糖尿病可控，因此坚持服用他汀的获益大于风险。

（4）服用他汀有哪些注意事项？

1）如果服用某种他汀出现了不良反应，可考虑更换品种，从小剂量开始，逐渐调整剂量。

2）他汀降胆固醇的效果服药几周就可显现。但稳定逆转斑块需长期坚持用药，不能半途而废。

何瑞利

 4. 如何安全有效地服用华法林？

（1）哪些人需要服用华法林？

部分患有静脉血栓（比如下肢静脉血栓、颅内静脉窦血栓）、房颤等疾病的人，需要长期口服抗凝药物。虽然目前新型抗凝药物的研发取得了重要进展，但华法林作为最传统及经济有效的口服抗凝药，仍然是需要长期抗凝治疗患者的最常用药物。

（2）华法林应该服用多大剂量？

一般来说，中国人房颤的抗栓研究中华法林的起始剂量为 2～3 毫克，可在 2～4 周达到目标范围。有些人如老年、肝功能受损、充血性心力衰竭和出血风险高者，初始剂量可适当降低。

（3）华法林如何监测？

1）华法林的最佳抗凝强度为维持 INR 2.0～3.0，此时达到治疗效果的同时出血风险相对较低。建议初期口服华法林剂量为 1～3 毫克并且每 2～3 天化验一次（中国人维持 INR 2.0～3.0 的剂量大约在 3.0 毫克）。

①当 INR＜2.0 时，可在原剂量基础上增加 1/4 片。②3.0＜INR＜5.0，该日停药，次日复查 INR，如果仍高于 3.0，需继续停药。如果 INR 降到 3.0 以下，可在原剂量基础上减少 1/4 片服用并监测。③INR＞5.0，停药并咨询医生。

2）如 INR 稳定在 2～3 之间后仍出现一过性的升高或降低，但不超过目前范围的 0.5，可不必调整剂量，而是寻找 INR 不稳定的原因（如饮食、药物相互作用等），并在隔日复查。如果连续监测 1~2 周 INR 均稳定在 2~3 之间的，可改为每周化验 1 次；如 2 周均稳定在 2~3 之间可改为每月化验 1 次。

特别应该注意的是，老年人对华法林的清除减少，且多合并其他疾病或合并服用药物较多，故应加强监测频率。

（4）华法林药效的影响因素有哪些？

1）基因：华法林是一种香豆素衍生物，主要通过抑制维生素 K 及其环氧化物的相互转化发挥抗凝作用，受遗传和环境因素的影响。由于基因的差异，有些人可能服用较少的华法林便达到治疗的作用。但是也有些人需要服用高出平均 5~20 倍的剂量才能达到疗效。

2）药物、饮食：药物、饮食、各种疾病状态也可改变华法林的药效。

药物：①增强药效的药物，如阿司匹林、磺胺类药物、氯霉素、甲硝唑、阿奇霉素、红霉素、克拉霉素、头孢类、环丙沙星、奎尼丁、左旋甲状腺素、水杨酸类、氯丙嗪、苯海拉明、链激酶、尿激酶、肝素等。②减弱药效的药物，如抑酸药、导泻药、卡马西平、苯巴比妥、利福平、口服避孕药、雌激素、维生素 K 等。

食物：①增强药效的食物，如大蒜、葡萄柚、芒果、鱼油。②减弱药效的食物，如富含维生素 K 的食物（菠菜、花菜、甘蓝、胡萝卜、蛋黄、猪肝、绿茶等）均可使华法林抗凝作用下降，所以不要突然增大或减少 1 天内的摄入量。豆奶、海藻通过影响华法林的吸收，减弱华法林的抗凝作用。除此之外人参和西洋参也可减弱华法林的药效。

虽然这些食物可能影响华法林的抗凝效果，但是日常饮食中并不需要禁止食用这些食物，而是应该保持维生素 K 摄入的稳定性，不要刻意地偏食或禁食某种食物。

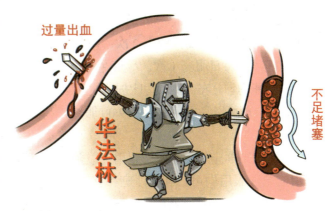

（5）华法林的不良反应有哪些？

抗凝治疗可增加出血性并发症风险，因此在服用抗凝药物期间要观察是否有鼻出血、牙龈出血、皮肤黏膜瘀斑、月经过多等。甚至可能出现严重出血，可表现为肉眼血尿、消化道出血，最严重的可发生颅内出血。如果发现出血情况需及时复查 INR 情况，并咨询医生。

何瑞利

5. 新型口服抗凝药是什么？

（1）目前有哪些可用的新型口服抗凝药？

目前可用于房颤抗凝治疗的新型口服抗凝药有：达比加群、利伐沙班、阿哌沙班和艾多沙班。每种药物都有 2 种不同剂量的剂型。

（2）哪些人适合服用新型口服抗凝药？

如果您有房颤，同时有 1 项或 1 项以上这些卒中风险因素：心力衰竭、高血压、年龄≥65 岁、糖尿病、既往卒中、血管疾病（如下肢动脉阻塞、心肌梗死，或同时发生）、女性，那么您就可能需要服用新型口服抗凝药，不过您还是需要同医生探讨是否适合接受新型口服抗凝药。因为这些药物不一定适合所有患有房颤的人群。

（3）如何及何时服药？

1）您应该按照医嘱的要求，每天服用新型口服抗凝药，这一点很重要。如果医生没有告知您停药的话，那么就需要终身服用。新型口服抗凝药达比加群与阿哌沙班是每天服用 2 次，理想的服药时间间隔为 12 小时。利伐沙班和艾多沙班每日服药 1 次。尽量在每天同一时间段服药，这样每天体内的药物剂量能均匀分布。例如达比加群或阿哌沙班，上午 8:00 和下午 8:00 服 1 片；艾多沙班可以考虑每天上午 9:00 服用；利伐沙班可以考虑每天晚餐时服用 1 片。

2）达比加群应与食物一起服用，以预防胃部不适。阿哌沙班与食物同时服用或单独服用均可。利伐沙班和艾多沙班必须于餐中服用或者饭后服用。服药时伴水吞服整个药片，不要咬断或咀嚼药片。如果您不慎多服用额外剂量，请立即联系医生。

（4）如果漏服剂量怎么办？

1）如果您漏服1次利伐沙班、阿哌沙班或艾多沙班的话，在您想起需要服药时补服1次。如果您漏服了1次达比加群，只要距离下次服药还有6个小时或以上时，就可以补服1次达比加群；如果距离下次服用达比加群不足6小时，就无须再补服，直接按照原预定服药计划按时服用下一次的剂量。

2）请您确保手头一直有药，尽量不要漏服药物。遵医嘱按时服药能帮助您降低卒中的风险。

（5）有哪些不良反应？

1）大多数人对新型口服抗凝药通常耐受良好，不良反应很少见。主要不良反应是出血，出血程度有轻重之分，包括小出血（例如轻微的瘀青或刷牙时牙龈出血）和严重的出血（如呕血、大便/尿中带血或者颅内出血）。

2）目前达比加群的特效逆转剂已经上市，其他新型口服抗凝药还没有特效的逆转剂。

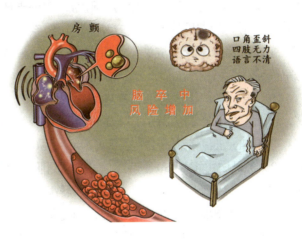

何瑞利

6. 常用抗心律失常药物的用法及注意事项有哪些？

（1）抗心律失常药物的分类 抗心律失常药物一般分为4类。

Ⅰ类药物：分为A，B和C 3类。ⅠA类包括奎尼丁、普鲁卡因胺、丙吡胺等，ⅠB类药物包括利多卡因、美西律等，ⅠC类药物包括氟卡尼、普罗帕酮等。

Ⅱ类药物：主要是β受体阻滞剂。

Ⅲ类药物：包括胺碘酮、索他洛尔、多非利特、决奈达隆等。

Ⅳ类药物：包括维拉帕米、地尔硫䓬。

（2）常见抗心律失常药物的适应证、用法及注意事项

1）利多卡因。①适应证：仅用于室性心律失常，例如心肌梗死或复发性室性心律失常的治疗，室颤复苏后防止复发。②用法：负荷剂量1.0毫克/千克，2~3分钟内静脉注射，必要时间隔5~10分钟后可重复。最大剂量不超过300毫克。负荷剂量后继以1~4毫克/分钟静滴维持。连续应用24~48小时后半衰期延长，应减少维持剂量。低心排、心力衰竭、70岁以上和肝功能障碍人群可接受正常的负荷剂量，但维持剂量为正常的一半。③注意事项：二度、三度房室传导阻滞，双分支传导阻滞，严重窦房结功能障碍者慎用。最常见的不良反应为中枢神经系统症状，表现为言语不清、意识改变、末梢麻木、共济失调、肌肉搐动、眩晕等；少数可见窦房结抑制及房室传导阻滞。

2）美西律。①适应证：室性心律失常。口服用于慢性室性快速心律失常，包括室早和室速（特别是QT间期延长者）；静脉用于急性室性心律失常。②用法：推荐起始剂量为每次100~150毫克，每8小时1次。若需要，2~3日后可增减50毫克。与食物同服可减少消化道反应。③注意事项：神经系统不良反应常见，如眩晕、震颤、运动失调、语音不清、视物模糊等。有效血浓度和毒性浓度接近，因此剂量不宜过大。心源性休克、二或三度房室传导阻滞、病态窦房结综合征者禁用；室内传导阻滞、严重窦性心动过缓、肝功能异常、低血压和严重充血性心力衰竭者慎用。

3）普罗帕酮。①适应证：室上性和室性心律失常。②用法：口服初始剂量为每次150毫克，8小时1次；若需要，3~4日后可增加至每次200毫克，8小时1次，最大剂量为200毫克，6小时1次。若原有QRS波增宽者，剂量不应超过每次150毫克，8小时1次。静脉应用时，1~2毫克/千克，10毫克/分缓慢静脉注射，单次最大剂量不超过140毫克，无效者10~15分钟后可重复1次，总量不宜超过210毫克。③注意事项：不良反应为室内传导障碍加重，QRS波增宽，出现负性肌力作用，诱发或使原有心力衰竭加重，导致低心排，使室性心动过速恶化。普罗帕酮可以增加血清地高辛浓度，并呈剂量依赖型；与华法林合用时可增加华法林血药浓度和凝血

酶原时间；与普萘洛尔、美托洛尔合用可以显著增加其血浆浓度和清除半衰期。

4）艾司洛尔。①适应证：主要用于紧急控制房颤或房扑心室率。②用法：负荷剂量为 0.5 毫克 / 千克，1 分钟静脉注射，继而以每分钟 50 微克 / 千克静滴维持，疗效不满意时，间隔 4 分钟可再给予 0.5 毫克 / 千克静脉注射，静脉维持剂量可以每分钟 50～100 微克 / 千克的步距逐渐递增，最大静脉维持剂量可至每分钟 200 微克 / 千克。连续静滴不超过 48 小时。用药终点为达到预定心率，并监测血压不可过低。③注意事项：高浓度给药（＞10 毫克 / 毫升）会造成严重的静脉反应，包括血栓性静脉炎，20 毫克 / 毫升的浓度在血管外可造成严重的局部反应，甚至坏死，故应尽量经大静脉给药。合并糖尿病者应用时应小心，因本品可掩盖低血糖反应。

5）其他 β 受体阻滞剂。①适应证：用于控制房颤和房扑的心室率，也可减少房性和室性早搏，减少室速的复发。②用法：口服起始剂量美托洛尔为每次 25 毫克，每天 2 次；普萘洛尔为每次 10 毫克，每天 3 次；阿替洛尔为 12.5～25.0 毫克，每天 3 次；比索洛尔为每次 5 毫克，每天 1 次。根据治疗反应和心率调整剂量。

6）胺碘酮。①适应证：用于室性与室上性心律失常的治疗。可用于器质性心脏病、心功能不全患者，促心律失常反应小。②用法：负荷剂量 150 毫克（3～5 毫克 / 千克），10 分钟静脉注射，10～15 分钟后可重复，随后 1 毫克 / 分静滴 6 小时，以后根据病情逐渐减量至 0.5 毫克 / 分。24 小时总量一般不超过 1.2 克，最大剂量可达 2.2 克。口服胺碘酮负荷剂量为 0.2 克，一天 3 次，共 5～7 天；然后 0.2 克，一天 2 次，共 5～7 天；其后 0.2 克，一天 1 次维持。③注意事项：长期使用的不良反应为甲状腺功能改变，应定期检查甲功；常用维持剂量下很少发生肺纤维化，但仍应定期检查胸片以便及早发现。服药期间 QT 间期均有不同程度的延长，一般不是停药指征。老年人或窦房结功能低下者，胺碘酮进一步抑制窦房结，窦性心律＜50 次 / 分者，宜减量或暂停用药。

7）索他洛尔。①适应证：室上性和室性心律失常的治疗。②用法：常用剂量为 80～160 毫克，每天 2 次。③注意事项：剂量增加时需衡量相应不良反应的发生风险，特别是 QT 间期延长和尖端扭转型室速。电解质紊乱如低钾、低镁可加重索他洛尔的毒性作用。用药期间应监测 QT 间期。窦缓、心力衰竭者不宜选用。

8）维拉帕米。①适应证：控制房颤和房扑心室率，终止阵发性室上速和特发性室速（仅限于维拉帕米敏感性室速）②用法：控制房颤和房扑心室率：口服每次80～120毫克，8小时服用1次，可增加至每次160毫克，8小时服用1次，最大日剂量为480毫克，老年人酌情减量。终止阵发性室上速和特发性室速：第一次剂量5～10毫克，5～10分钟缓慢静脉注射，无效者每隔15～30分钟后可重复注射5～10毫克。累积剂量可用至20～30毫克。③注意事项：重度充血性心力衰竭、低血压、病窦综合征、二度或三度房室传导阻滞、房扑或房颤患者合并有房室旁路通道的患者（已安装并行使功能的心脏起搏器者除外）、已用β受体阻滞剂或洋地黄中毒者禁用。

9）地尔硫䓬。①适应证：控制房颤和房扑心室率，终止室上速。②用法：首次静脉注射负荷剂量15～20毫克（0.25毫克/千克），继以5～15毫克/小时静滴，无效者10～15分钟后可重复给予负荷剂量。口服每次15～30毫克，每日3～4次。日剂量不超过360毫克。③注意事项：病态窦房结综合征未安装起搏器者、二或三度房室传导阻滞未安装起搏器者、收缩压低于90毫米汞柱者、心率低于50次/分者、充血性心力衰竭患者禁用。

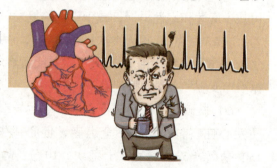

何瑞利

7. 如何合理使用利尿剂？

（1）使用利尿剂的原因　合理使用利尿剂是其他药物治疗心力衰竭取得成功的关键因素之一，是任一有效治疗心力衰竭措施的基础。

1）与其他治疗心力衰竭的药物相比，利尿剂是唯一能够迅速缓解心力衰竭症状的药物，可使肺水肿和外周水肿在数小时或数天内消退。

2）利尿剂控制液体潴留最有效。

3）利尿剂使用是否恰当也显著影响其他心力衰竭治疗药物（如血管紧张素转换酶抑制剂和β受体阻滞剂）的作用和疗效，从而直接影响预后。因此，利尿剂是任何一种有效治疗策略中必不可少、不可被取代的组成部分，不仅应尽早使用，而且在水钠潴留消失后，也需要以最小有效剂量长期、无限期地维持。

（2）适应证　所有心力衰竭患者，有液体潴留的证据或原先有过液体潴留者（如下肢水肿、呼吸困难），均应给予利尿剂，且应在出现水钠潴留的早期应用。心功能Ⅰ级的患者及从无钠水潴留者，无须应用利尿剂。

（3）起始和维持剂量　利尿剂通常从小剂量开始（氢氯噻嗪25毫克/天，呋塞米20毫克/天，或托拉塞米10毫克/天）逐渐加量。一旦病情控制（肺部啰音消失、水肿消退、体重稳定）即以最小有效量长期维持。在长期维持期间，仍应根据液体潴留情况随时调整剂量。每日体重的变化是最可靠的检测利尿剂效果和调整利尿剂剂量的指标。适当或严格限制钠盐的摄入量，有利于提高利尿剂治疗的效果。

（4）不良反应

1）电解质丢失：利尿剂可引起低钾、低镁血症，而诱发心律紊乱，需及时补充钾盐和镁盐。合用血管紧张素转换酶抑制剂，或给予保钾利尿剂特别是醛固酮受体拮抗剂螺内酯能一定程度预防钾镁盐的丢失，但需严格监测血电解质。

2）神经内分泌的激活：利尿剂的使用可激活内源性神经内分泌系统，特别是肾素-血管紧张素-醛固酮系统。长期激活会促进疾病的发展，除非同时接受神经内分泌抑制剂的治疗。

3）低血压和氮质血症：如出现低血压和氮质血症而已无液体潴留，则可能是利尿过量、血容量减少所致，应减少利尿剂剂量。但慢性心力衰竭患者常因为心力衰竭恶化、终末器官灌注不足而出现低血压和氮质血症，此时患者有持续液体潴留，应继续利尿，并短期使用能增加肾灌注的药物如多巴胺或多巴酚丁胺。

何瑞利

8. 改善心力衰竭预后的药物有哪些？

（1）心力衰竭治疗方式的改变　近20多年来心力衰竭领域最重要的进步是认识到肾素－血管紧张素－醛固酮系统和交感神经系统（SNS）等神经内分泌系统激活在心力衰竭发生和进展中的作用。充分地抑制肾素－血管紧张素－醛固酮系统和交感神经系统可以改变慢性心力衰竭患者的预后，降低死亡率和因心力衰竭恶化的再住院率。此外，近十年的研究也证明，植入性心脏除颤装置在一些心力衰竭患者中可以明显降低心力衰竭患者的猝死发生率，而心脏同步化治疗也可以改善心功能和降低死亡率。

（2）改善心力衰竭预后的药物

1）β受体阻滞剂：心力衰竭时，体内的交感神经系统被激活，血液中肾上腺素、去甲肾上腺素及多巴胺水平升高。这些激素作用于交感神经的β受体，一方面使心肌的收缩力增加，心率加快，对心功能有一定的代偿作用，但是另一方面对心肌有毒害作用，可以加速心脏功能的衰竭。心力衰竭时上述交感神经激素的水平与心力衰竭的病情严重程度直接相关，也与心力衰竭的死亡率直接相关。β受体阻滞剂可以阻断心力衰竭的这一病理生理过程，从而可以改善心力衰竭患者的预后。

为了避免和减轻用药早期可能产生的心力衰竭症状加重，使用β受体阻滞剂时从极小剂量开始，每2周增加剂量，在2~4个月或更长时间内达到目标剂量或能耐受的最大剂量。为了避免心率过度降低，需要监测静息心率，即清晨醒来时的心率不要低于55次/分。

目前已有大规模临床试验证据支持的β受体阻滞剂只有琥珀酸美托洛尔缓释片、卡维地洛、比索洛尔和奈比洛尔4种。β受体阻滞剂在达到目标剂量后应当长期坚持使用，如不坚持服用，中途减量或停药可能会造成心力衰竭病情反复。如果在服用β受体阻滞剂期间心力衰竭加重，可以先采用其他治疗措施，改善心力衰竭症状，如加强利尿、控制合并的感染等诱发心力衰竭加重的因素。β受体阻滞剂可以暂时减量。等心力衰竭症状改善后，应及时恢复原剂量。合并有慢性支气管炎的心力衰竭患者，也可谨慎地使用高选择性的$β_1$受体阻滞剂，如美托洛尔或比索洛尔。在谨慎使用临床常用剂量时，很少会诱发支气管张力增高或哮喘。当然，合并高度支气管哮喘的患者还是应当避免使用任何β受体阻滞剂。

2）肾素-血管紧张素-醛固酮系统抑制剂的应用：研究表明，包括肾素、血管紧张素和醛固酮在内的肾素-血管紧张素-醛固酮系统是使心力衰竭进展恶化的另一主要原因。肾素-血管紧张素-醛固酮系统中的血管紧张素Ⅱ对心脏、血管、肾脏等人体重要器官均有不良影响。目前，抑制这一系统主要针对4个靶点：肾素、肾素-血管紧张素转换酶（ACE）、血管紧张素AT1受体和醛固酮受体，分别代表这一系统的上游（肾素抑制剂）、中游（ACE抑制剂）和下游（血管紧张素Ⅱ受体阻滞剂和醛固酮受体拮抗剂）。血管紧张素转换酶抑制剂类药物，可以降低心力衰竭的死亡率和心力衰竭恶化再住院率25%。因此，目前国内外心力衰竭指南均将血管紧张素转换酶抑制剂作为心力衰竭治疗的基石而予以推荐。对于不能耐受血管紧张素转换酶抑制剂的患者（如服用后严重咳嗽），推荐用血管紧张素Ⅱ受体阻滞剂类药物代替血管紧张素转换酶抑制剂类药物。

一般在用利尿剂改善肺充血及水肿症状后，首先推荐血管紧张素转换酶抑制剂，如依那普利等，如血管紧张素转换酶抑制剂不能耐受则用血管紧张素Ⅱ受体阻滞剂替代，如缬沙坦等，然后推荐β受体阻滞剂联合治疗。两种药物均应从小剂量开始，逐渐增加剂量至目标剂量。对于不能达到目标剂量的患者，也应达到能耐受的最大剂量。然后长期维持。经过上述治疗，心功能仍在纽约分级Ⅱ~Ⅳ级（即不能胜任正常的体力活动），可给予醛固酮受体拮抗剂。

关于β受体阻滞剂和这几种肾素-血管紧张素-醛固酮系统抑制剂的联合应用：β受体阻滞剂+血管紧张素转换酶抑制剂联合应用是心力衰竭治疗的基础，被称为"黄金搭档"，在"黄金搭档"的基础上，可以加用醛固酮受体拮抗剂，这称之为"黄金三角"。但是要注意监测肾功能，并警惕高钾血症，必要时可适当减少血管紧张素转换酶抑制剂（或血管紧张素Ⅱ受体阻滞剂）的用量。

3）血管紧张素脑啡肽酶双重抑制剂：近几年开发出的这类药物有抑制血管紧张素Ⅱ的AT1受体及抑制脑啡肽酶的双重作用，其中沙库巴曲缬沙坦已经在我国上市。沙库巴曲是一种脑啡肽酶抑制剂，可以抑制内源性脑利尿钠肽的降解，提高血中脑利尿钠肽水平，有利钠、扩血管、抑制交感神经张力、抑制醛固酮活性、抗心肌肥大、抗心肌重构等有益作用。它也有抑制血管紧张素Ⅱ降解的作用，这对心力衰竭患者是不利的。但是这一对心力衰竭不利的影响可被组合在一起的缬沙坦阻断。它的抑制缓激肽降解作用可使血中缓激肽水平增高，用药后咳嗽的不良反应即可能与此有关。不过这一不良反应明显比转换酶抑制剂类（普利类）药物轻。

如果不能耐受血管紧张素转换酶抑制剂/血管紧张素Ⅱ受体阻滞剂类药物，可以考虑换用血管紧张素脑啡肽酶双重抑制剂。对于能耐受血管紧张素转换酶抑制剂的患者，为了进一步改善预后，也可以考虑用血管紧张素脑啡肽酶双重抑制剂替换血管紧张素转换酶抑制剂。使用血管紧张素脑啡肽酶双重抑制剂时要从较小剂量开始，逐步增加剂量，并注意监测血压。目前上市的血管紧张素脑啡肽酶双重抑制剂（沙库巴曲缬沙坦）每日最大剂量是200毫克，每日2次。

血管紧张素脑啡肽酶双重抑制剂不能与血管紧张素转换酶抑制剂同时应用。原先使用血管紧张素转换酶抑制剂类药物的患者，如果要换用血管紧张素脑啡肽酶双重抑制剂，需要停用血管紧张素转换酶抑制剂类药物36小时以上。

（3）其他改善心力衰竭预后的措施

1）植入性心脏除颤装置治疗：心源性猝死是心力衰竭死亡的主要原因之一，有相当大一部分心力衰竭患者心脏功能尚可，却因室颤或室性心动过速等恶性心律失常而突然死亡。除了β受体阻滞剂外，植入性心脏转复装置可以减少心力衰竭患者猝死的发生率。

2）CRT治疗：CRT也叫心脏再同步化治疗装置。正常心脏收缩和舒张是同步的，但是有些心力衰竭患者由于局部心肌坏死或病变引起的传导障碍，心肌的收缩和舒张不同步，从而可以进一步削弱心脏的排血功能。用CRT这一装置，通过左右心室同时起搏，使心脏的收缩和舒张同步趋于正常化，可以提高心力衰竭患者心输出量，改善心功能。其中CRT-P没有除颤功能，而CRT-D则兼有同步化和除颤的两项功能。

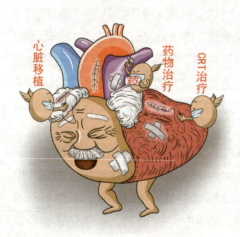

何瑞利

十二、药物治疗篇

9. 可能引起药源性心血管疾病的药物有哪些？

正所谓"是药三分毒"，世上还没有任何一种完全无不良反应的药物，因此，药物在治疗疾病的同时也可能导致一些疾病。常见的药源性心血管疾病有药源性心律失常、药源性心力衰竭、药源性心肌梗死、药源性心绞痛、药源性高血压及药源性低血压等。

（1）药源性心律失常是指没有或原有心律失常者在使用药物过程中出现心律失常，或心律失常加重及诱发新的心律失常。可导致药源性心律失常的药物见表 12-1。

表 12-1　可导致药源性心律失常的药物

分类	药物
抗菌药	青霉素、头孢哌酮、红霉素、氟喹诺酮类、链霉素等
抗肿瘤药	多柔比星、柔红霉素等，可致短暂的心电图异常，如室上性心动过速、室性期前收缩等
抗精神病药、抗抑郁药	氯丙嗪、氟哌啶醇、氯氮平、碳酸锂等。三环类抗抑郁药可干扰正常的心率、心律及传导，致房室或束支传导阻滞，也可致室性期前收缩、室性心动过速或室颤
利尿剂	呋塞米、螺内酯等
其他	抗心律失常药（多见）、洋地黄类、氨力农、氨茶碱、西咪替丁、溶栓药（再灌注心律失常）

（2）药源性心力衰竭是因药物对心脏的直接或间接作用，引起心肌收缩力减弱、心室负荷过重、心室负荷不足或心室舒张期顺应性降低，致心功能减退、心排出量减少、周围组织灌注不足，而产生充血性心力衰竭的一系列综合征。可导致药源性心力衰竭的药物见表 12-2。

表 12-2　可导致药源性心力衰竭的药物

分类	药物
抗肿瘤药	蒽环类如多柔比星、柔红霉素、米托蒽醌、表阿霉素等，有心肌细胞毒性作用

续表 12-2

分类	药物
非甾体抗炎药（NSAIDs）	选择性COX-2抑制剂可增加血栓风险
降糖药	罗格列酮,使血容量增加,心脏负荷增加
改善循环药	前列地尔,使血容量增加,心脏负荷增加
负性肌力药	抗心律失常药、β受体阻滞剂、维拉帕米、地尔硫䓬

（3）药源性心肌梗死是因药物的不良反应使粥样硬化或正常的冠状动脉发生痉挛性收缩、血栓形成,或冠状动脉血流量骤减,而在心肌耗氧量又增加等情况下,使心肌产生严重的缺血性损伤到不可逆的坏死损害。可导致药源性心肌梗死的药物见表 12-3。

表 12-3 可导致药源性心肌梗死的药物

分类	药物
抗肿瘤药	有心脏毒性的药,如柔红霉素等
负性肌力药	抗心律失常药、β受体阻滞剂（也致心肌耗氧量增加）等
抗精神分裂症药	氯丙嗪,引起呼吸抑制,心脑供血不足
抗血小板药	双嘧达莫,可引起窃血
增加血栓风险药	口服避孕药、非甾体抗炎药等
引起心肌耗氧量增加药	垂体后叶素、阿托品、苯丙胺、奎尼丁、罗格列酮、硝普钠等

（4）药源性心绞痛是因药物引起心肌耗氧量增加或冠状动脉供血减少,引起发作性胸骨后或心前区压榨、窒息性疼痛,可放射至左肩、左上臂、颈或下颌部等,停药后可缓解或恢复正常。可导致药源性心绞痛的药物见表 12-4。

表 12-4 可导致药源性心肌梗死的药物

分类	药物
抗肿瘤药	有心脏毒性的药如柔红霉素等
负性肌力药	受体阻滞剂、钙通道阻滞剂（CCB）、胆碱受体激动剂等

续表 12-4

分类	药物
使心肌收缩力增强药	α/β受体激动剂、肾上腺素、去甲肾上腺素、异丙肾上腺素、多巴胺、多巴酚丁胺、间羟胺、麻黄碱、沙丁胺醇、特布他林、氯胺酮等
引起心肌耗氧量增加药	硝酸酯类、肾上腺素受体激动药、胆碱受体阻滞剂、ⅠC类抗心律失常药、皮质激素类等

（5）药源性高血压是使用药物后引起血压升高超过正常范围。可导致药源性高血压的药物见表12-5。

表12-5　可导致药源性高血压的药物

分类	药物
引起水钠潴留药	非甾体抗炎药、糖皮质激素、噻唑烷二酮类、雌激素等
缩血管药	垂体后叶素、麦角新碱等
中枢兴奋药	咖啡因、尼可刹米、哌甲酯等，可能与大剂量兴奋血管运动中枢有关
兴奋交感神经药	氯胺酮、甲状腺激素类、西布曲明、麻黄素类等
血管扩张剂	硝酸酯类、硝普钠
免疫抑制剂	环孢素，可增加血管阻力及减少钠排出
阿片受体拮抗剂	纳洛酮，拮抗大剂量的麻醉性镇痛药后，因痛觉突然恢复，产生交感神经系统兴奋，引起血压升高、心率加快、心律失常等

（6）药源性低血压是使用药物后引起血压下降，成年人肱动脉压≤90/60毫米汞柱，且出现头晕、乏力、嗜睡、精神不振、心慌、胸闷、四肢麻木、眩晕、晕厥等。此外，某些高血压患者使用药物后血压下降速度过快或下降幅度过大，出现上述不适症状，血压虽未降至90/60毫米汞柱，也可归于药源性低血压范围。可导致药源性低血压的药物见表12-6。

表12-6　可导致药源性低血压的药物

分类	药物
有降压作用的药	CCB、利尿剂、ACEI/ARB、β受体阻滞剂、硝酸酯类、硝普钠等物
抗心律失常药	奎尼丁、利多卡因、普罗帕酮、胺碘酮等
非甾体抗炎药	大剂量时通过大量发汗或过敏机制致低血压，甚至休克

纬表 12-6

分类	药物
引起过敏药	抗菌药、抗病毒药、抗真菌药、抗寄生虫药、生物化学制品、血清制品，有过敏症状，一般也有血压下降，严重时出现过敏性休克
镇静催眠药	地西泮、硝西泮、苯巴比妥类、苯妥英钠等

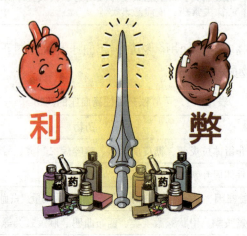

何瑞利

 10. 保健品能替代药物治疗吗？

（1）什么是保健品？

1）目前市场上的保健品大体可以分为一般保健食品、保健药品、保健化妆品、保健用品等，而我们一般说的保健品，是保健食品的通俗说法。我国的《保健食品管理办法》明确指出保健食品是指表明具有特定保健功能的食品，即适宜于特定人群食用，具有调节机体功能，不以治疗为目的的食品。

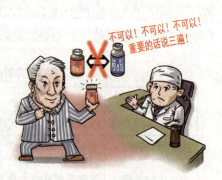

2）保健食品首先必须是食品，必须无毒无害。它所具有的"特定保健

功能"必须明确、具体，而且经过科学实验所证实。同时，它不能取代人体正常膳食摄入和对各类营养素的需要。保健食品通常是针对需要调整某方面机体功能的"特定人群"而研制生产的，不存在所谓老少皆宜的保健食品。

3）保健品有两个基本特征。①安全性：对人体不产生任何急性、亚急性或慢性危害；②功能性：对特定人群具有一定的调节作用，但与药品有严格的区分，不能治疗疾病，不能取代药物对患者的治疗作用。

（2）保健品和药品怎么区分？

应该从以下几个方面区分保健品和药品。

1）使用的目的不同：保健食品用于调节机体功能，不以预防、治疗疾病为目的。而药品是用于预防、治疗、诊断疾病。

2）作用不同：保健食品按照规定的食用量食用，不会给人体带来任何急性、亚急性和慢性危害；而药品可以有毒副作用。

3）批准文号不同：药品的批准文号是"国药准字"，而保健品批准文号则有"国食健字""卫食健字""卫进食健字"等。

4）销售渠道不同：药品只能在药店或医疗机构销售，处方药还得凭处方才能购买；保健食品则可以在一般性超市及食品店销售。

5）生产要求不同：国家规定药品应在按《药品生产质量管理规范》（GMP）规定的车间严格按《药品质量标准》规定的工艺要求实施生产，而保健食品遵守的是《保健食品良好生产规范》。

（3）保健品能替代药品吗？

1）保健品是不能替代药物治疗的。目前我国保健品行业发展迅速，市场上的保健品琳琅满目，三七粉、鱼油等具有一定的心血管保护作用。那么是否可以以此替代药物治疗呢？答案是否定的。

2）保健品主要适用于健康人群，主要用于改善身体状态并且可以在一定程度上预防疾病的发生。但没有任何研究显示其具有治疗疾病的作用。已经诊断明确的心血管疾病患者就要开始正规药物治疗，保健品可能起到一定的辅助作用，但决不能用保健品替代药物治疗。心血管疾病患者能否服用保健品，还要看其对于正规药物代谢有无影响。一些看似有效的保健品也是暗中添加了药物成分，所以没有必要刻意摄入保健品。如果要摄入也要以正规药物治疗为前提，切不可丢了西瓜，捡了芝麻。

何瑞利